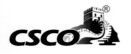

中国临床肿瘤学会（**CSCO**）
头颈部肿瘤诊疗指南
2021

GUIDELINES OF CHINESE SOCIETY OF CLINICAL ONCOLOGY (CSCO)
HEAD AND NECK CANCER

中国临床肿瘤学会指南工作委员会 组织编写

人民卫生出版社
·北京·

图书在版编目（CIP）数据

中国临床肿瘤学会（CSCO）头颈部肿瘤诊疗指南.
2021 / 中国临床肿瘤学会指南工作委员会组织编写. —
北京：人民卫生出版社，2021.4
ISBN 978-7-117-31410-7

Ⅰ.①中… Ⅱ.①中… Ⅲ.①头颈部肿瘤 — 诊疗 — 指
南 Ⅳ.①R739.91-62

中国版本图书馆 CIP 数据核字（2021）第 054668 号

人卫智网　www.ipmph.com　医学教育、学术、考试、健康，购书智慧智能综合服务平台
人卫官网　www.pmph.com　人卫官方资讯发布平台

中国临床肿瘤学会（CSCO）头颈部肿瘤诊疗指南 2021
Zhongguo Linchuang Zhongliu Xuehui（CSCO）Toujingbu Zhongliu Zhenliao Zhinan 2021

组织编写：中国临床肿瘤学会指南工作委员会
出版发行：人民卫生出版社（中继线 010-59780011）
地　　址：北京市朝阳区潘家园南里 19 号
邮　　编：100021
E - mail：pmph @ pmph.com
购书热线：010-59787592　010-59787584　010-65264830
印　　刷：北京盛通印刷股份有限公司
打击盗版举报电话：010-59787491　E-mail：WQ @ pmph.com
质量问题联系电话：010-59787234　E-mail：zhiliang @ pmph.com

经　　销：新华书店
开　　本：787 × 1092　1/32　印张：4
字　　数：99 千字
版　　次：2021 年 4 月第 1 版
印　　次：2021 年 4 月第 1 次印刷
标准书号：ISBN 978-7-117-31410-7
定　　价：40.00 元

中国临床肿瘤学会指南工作委员会

组　长　赫　捷　　　李　进
副组长　（以姓氏汉语拼音为序）

程　颖　　　樊　嘉　　　郭　军　　　江泽飞
梁　军　　　马　军　　　秦叔逵　　　王　洁
吴一龙　　　徐瑞华　　　于金明

中国临床肿瘤学会（CSCO）
头颈部肿瘤诊疗指南

2021

顾　问

唐平章

组　长

郭　晔

副组长

胡超苏　张　彬　张陈平　周　梁

专家组成员（以姓氏汉语拼音为序）（* 为执笔人）

白春梅　　北京协和医院肿瘤内科

丁建辉　　复旦大学附属肿瘤医院放射诊断科

方美玉　　中国科学院大学附属肿瘤医院肿瘤内科

郭　晔*　同济大学附属东方医院肿瘤科

韩　非　　中山大学肿瘤防治中心放疗科

何小慧　　中国医学科学院肿瘤医院肿瘤内科

胡超苏　　复旦大学附属肿瘤医院放疗科
李　江　　上海交通大学医学院附属第九人民医院口腔病理科
李志铭　　中山大学肿瘤防治中心肿瘤内科
孙　艳　　北京大学肿瘤医院放疗科
陶　磊[*]　复旦大学附属眼耳鼻喉科医院耳鼻喉科
王胜资　　复旦大学附属眼耳鼻喉科医院放疗科
王晓雷　　中国医学科学院肿瘤医院头颈外科
王孝深[*]　复旦大学附属眼耳鼻喉科医院放疗科
杨安奎　　中山大学肿瘤防治中心头颈外科
杨坤禹　　华中科技大学同济医学院附属协和医院肿瘤科
易俊林　　中国医学科学院肿瘤医院放疗科
于爱民　　苏北人民医院耳鼻咽喉科
张　彬　　北京大学肿瘤医院头颈外科
张陈平　　上海交通大学医学院附属第九人民医院口腔颌面头颈肿瘤科

钟来平　　上海交通大学医学院附属第九人民医院口腔颌面头颈肿瘤科

周　梁　　复旦大学附属眼耳鼻喉科医院耳鼻喉科

周俊东　　南京医科大学附属苏州医院放疗科

朱国培*　上海交通大学医学院附属第九人民医院放疗科

　　基于循证医学证据、兼顾诊疗产品的可及性、吸收精准医学新进展，制定中国常见肿瘤的诊断和治疗指南，是中国临床肿瘤学会（CSCO）的基本任务之一。近年来，临床诊疗指南的制定出现新的趋向，即基于诊疗资源的可及性，这尤其适合于发展中国家，以及地区差异性显著的国家和地区。中国是幅员辽阔、地区经济和学术发展不平衡的发展中国家，CSCO 指南需要兼顾地区发展差异、药物和诊疗手段的可及性及肿瘤治疗的社会价值三个方面。因此，CSCO 指南的制定，要求每一个临床问题的诊疗意见根据循证医学证据和专家共识度形成证据类别，同时结合产品的可及性和效价比形成推荐等级。证据类别高、可及性好的方案，作为 I 级推荐；证据类别较高、专家共识度稍低，或可及性较差的方案，作为 II 级推荐；临床实用，但证据类别不高的，作为 III 级推荐。CSCO 指南主要基于国内外临床研究成果和 CSCO 专家意见，确定推荐等级，以便于大家在临床实践中参考使用。CSCO 指南工作委员会相信，基于证据、兼顾可及、结合意见的指南，更适合我国的临床实际。我们期待得到大家宝贵的反馈意见，并将在指南更新时认真考虑、积极采纳合理建议，保持 CSCO 指南的科学性、公正性和时效性。

中国临床肿瘤学会指南工作委员会

CSCO 诊疗指南证据类别

证据特征			CSCO 专家共识度
类别	水平	来源	
1A	高	严谨的 Meta 分析、大型随机对照研究	一致共识 （支持意见 ≥ 80%）
1B	高	严谨的 Meta 分析、大型随机对照研究	基本一致共识，但争议小 （支持意见 60%~80%）
2A	稍低	一般质量的 Meta 分析、小型随机对照研究、设计良好的大型回顾性研究、病例 - 对照研究	一致共识 （支持意见 ≥ 80%）
2B	稍低	一般质量的 Meta 分析、小型随机对照研究、设计良好的大型回顾性研究、病例 - 对照研究	基本一致共识，但争议小 （支持意见 60%~80%）
3	低	非对照的单臂临床研究、病例报告、专家观点	无共识，且争议大 （支持意见 <60%）

CSCO 诊疗指南推荐等级

推荐等级	标准
I 级推荐	**1A 类证据和部分 2A 类证据** CSCO 指南将 1A 类证据，以及部分专家共识度高且在中国可及性好的 2A 类证据，作为 I 级推荐。具体为：适应证明确、可及性好、肿瘤治疗价值稳定，纳入《国家基本医疗保险、工伤保险和生育保险药品目录》的诊治措施
II 级推荐	**1B 类证据和部分 2A 类证据** CSCO 指南将 1B 类证据，以及部分在中国可及性欠佳，但专家共识度较高的 2A 类证据，作为 II 级推荐。具体为：国内外随机对照研究，提供高级别证据，但可及性差或者效价比不高；对于临床获益明显但价格较贵的措施，考虑患者可能获益，也可作为 II 级推荐
III 级推荐	**2B 类证据和 3 类证据** 对于某些临床上习惯使用，或有探索价值的诊治措施，虽然循证医学证据相对不足，但专家组意见认为可以接受的，作为 III 级推荐

CSCO 头颈部肿瘤诊疗指南 2021 更新要点

1. 总体

章节：原发不明颈部淋巴结转移性鳞癌的分期和治疗原则

2. 临床和影像诊断

【注释】增加国内口咽癌 p16 阳性的发生率相关临床研究

3. 分期

调整：口腔癌的 T 分期定义

4. 早期口腔癌的治疗

【注释】增加前哨淋巴结活检的随机对照研究

5. 早期口咽癌的治疗

【注释】增加 TORS 的相关临床研究和行业规范

6. 局部晚期口咽癌的治疗

治疗：合并所有的局部晚期口咽癌的治疗推荐

【注释】增加 TORS 对比放疗的随机对照研究、增加 HPV 阳性口咽癌降低治疗强度的研究方向和指南推荐

7. 早期喉癌的治疗

【注释】增加早期喉癌累及声带前联合的相关临床研究

8. 早期鼻咽癌的治疗

【注释】增加 IMRT 对比同期放化疗的随机对照研究

9. 复发 / 转移性头颈部鳞癌（非鼻咽癌）的治疗

一线治疗：

Ⅰ级推荐（增加）：帕博利珠单抗 + 顺铂 / 卡铂 +5-FU、帕博利珠单抗（CPS ≥ 1）

【注释】增加帕博利珠单抗一线治疗相关的指南推荐和国内适应证获批情况

10. 复发 / 转移性鼻咽癌的治疗

一线治疗：

Ⅲ级推荐（增加）：卡瑞利珠单抗 + 顺铂 + 吉西他滨

二线或挽救治疗：

Ⅱ级推荐（增加）：特瑞普利单抗

【注释】增加内镜手术对比 IMRT 的随机对照研究、特瑞普利单抗二线或挽救治疗的相关临床研究和国内适应证获批情况

1　头颈部肿瘤诊疗总则

头颈部肿瘤的 MDT 诊疗模式

内容	Ⅰ级推荐	Ⅱ级推荐	Ⅲ级推荐
MDT 学科构成	外科：头颈外科、耳鼻喉科、口腔颌面外科 肿瘤内科 放疗科 放射诊断科	病理科 核医学科 整形科 营养科	口腔科 康复科 心理科
MDT 讨论内容	局部晚期头颈部鳞癌患者	需要评判局部根治性治疗手段利弊的患者	
MDT 日常活动	固定学科 / 固定专家 固定时间 固定场所 固定设备（投影仪、信息系统）	根据具体情况设置	

【注释】

头颈部肿瘤的诊治应特别重视多学科团队（multidisciplinary team，MDT）的作用，特别是对于局部晚期头颈部鳞癌患者，MDT 原则应该贯穿治疗全程[1]。研究表明，与传统的单一学科诊疗模式相比，MDT 有助于缩短治疗等待时间和改善治疗预后，并且大约 1/3 的治疗模式有可能发生改变[2-5]。

MDT 的实施过程中由多个学科的专家共同分析患者的临床表现、影像、病理和分子生物学资料，对患者的一般状况、疾病的诊断、分期/侵犯范围、发展趋向和预后做出全面的评估，并根据当前的国内外治疗规范/指南或循证医学依据，结合现有的治疗手段，为患者制订最适合的整体治疗策略。

MDT 团队应根据治疗过程中患者机体状况的变化、肿瘤的反应而适时调整治疗方案，以期最大限度地延长患者的生存期、提高治愈率和改善生活质量。

参考文献

[1] SHELLENBERGER TD, WEBER RS. Multidisciplinary team planning for patients with head and neck cancer. Oral Maxillofac Surg Clin North Am, 2018, 30 (4): 435-444.

[2] TOWNSEND M, KALLOGJERI D, SCOTT-WITTENBORN N, et al. Multidisciplinary clinic management of head and neck cancer. JAMA Otolaryngol Head Neck Surg, 2017, 143 (12): 1213-1219.

[3] LIAO CT, KANG CJ, LEE LY, et al. Association between multidisciplinary team care approach and survival rates in patients with oral cavity squamous cell carcinoma. Head Neck, 2016, 38 Suppl 1: E1544-1553.

[4] LIGHT T, RASSI EE, MAGGIORE RJ, et al. Improving outcomes in veterans with oropharyngeal squamous cell carcinoma through implementation of a multidisciplinary clinic. Head Neck, 2017, 39 (6): 1106-1112.

[5] BRUNNER M, GORE SM, READ RL, et al. Head and neck multidisciplinary team meetings: effect on patient management. Head Neck, 2015, 37 (7): 1046-1050.

2 头颈部肿瘤的诊断原则

2.1 临床和影像诊断

内容	Ⅰ级推荐	Ⅱ级推荐	Ⅲ级推荐
临床诊断	头颈部体检 原发灶增强 CT 原发灶增强 MRI 颈部增强 CT	PET/CT	颈部 B 超
影像分期	原发灶增强 CT 原发灶增强 MRI 颈部增强 CT 胸部增强或平扫 CT 腹部 B 超或增强 CT	PET/CT 骨扫描	
获取组织或细胞学技术	经口或内镜下肿块活检 颈部淋巴结穿刺或活检 食管胃十二指肠镜（针对下咽癌）	全身麻醉下全消化道内镜下检查并活检	

【注释】

头颈部肿瘤是常见的恶性肿瘤之一[1]，在我国男性中的发生率为第 6 位，死亡率为第 7 位[2]。最常见的病理类型为鳞癌，除了鼻咽癌主要由 EB 病毒引起，烟草和酒精是导致其他头颈部鳞癌的主要原因[3]。近年来，欧美国家中口咽癌的发病率明显上升，研究提示大部分与 HPV 感染具有直接关系。虽然我国的具体感染率尚不明确，但同样有逐年升高的趋势[4]。基于一项针对 HPV-16 检测的荟萃分析，国内头颈部肿瘤的 HPV 总体感染率为 24.7%，中部地区和口咽癌的比例分别为 37.0% 和 31.6%[5]。如果采用 p16 的免疫组化检测作为替代指标，近期发表的 2 项回顾性分析发现，口咽癌的阳性率分别是 18.3% 和 57.6%，但其中扁桃体癌的阳性率分别是 44.4% 和 68.6%[6, 7]。

原发灶的增强 CT 或 MRI 是诊断头颈部肿瘤的常用手段，二者各有利弊。CT 具有简便、快速和普及性强的优点，其缺点是具有一定的放射性辐射，并且不适合碘过敏或肾功能严重不全的患者。MRI 的软组织分辨率较 CT 显著提高，同时具有多种显像参数，尤其适合原发于口腔、口咽和鼻咽的肿瘤，并且对于颅底和神经的显示能力出色。MRI 的缺点在于费时和价格相对昂贵，不适合具有金属植入，以及患有幽闭综合征的患者。此外，对于喉和下咽器官，容易由于不自主吞咽动作造成伪影。颈部是头颈部肿瘤最常见的淋巴结转移区域，颈部增强 CT 是标准的分期手段，特别是对于特征性的淋巴结坏死具有良好的分辨能力。颈部 B 超具有较高的假阳性和假阴性，通常不作为淋巴结转移的诊断依据，但可用于初步筛查或淋巴结的引导穿刺。肺部是头颈部肿瘤最常见的远处转移部位，胸部 CT 是标准的分期手段，并且有助于判断肺部其他合并疾病，如慢支肺气肿等。

PET/CT 主要采用 ^{18}F-FDG 作为示踪剂，近年来在头颈部肿瘤领域进行了广泛的研究[8]。对于原发病灶，由于 PET/CT 通常结合低剂量平扫 CT，因此其分辨率不如增强 CT，并且具有一定的假阳性率和假阴性率。而对于颈部淋巴结和远处转移，荟萃分析显示 PET/CT 具有一定的优势[9, 10]。前瞻性研究显示，在常规分期手段上结合 PET/CT 改变了 13.7% 的患者治疗策略，尤其对于诊断 N0 具有很高的阴性预测价值，从而改变了 22% 的颈部淋巴结清扫方式[11, 12]。对于颈部淋巴结转移而原发病灶不明的头颈部鳞癌，PET/CT 较 CT 或 MRI 具有较高的敏感性[13]。

　　头颈部肿瘤的原发灶诊断主要依赖经口或内镜下肿块活检，而淋巴结穿刺或活检有助于分期诊断。由于下咽癌有较高的食管累及或食管癌第二原发，建议分期检查时常规行食管胃十二指肠镜（esophagogastroduodenoscopy，EGD）检查[14, 15]。此外，全上消化道内镜检查（panendoscopy）有助于头颈鳞癌患者同时性第二原发肿瘤的发现。

参考文献

［1］ LEWIS-JONES H, COLLEY S, GIBSON D. Imaging in head and neck cancer: United Kingdom National Multidisciplinary Guidelines. J Laryngol Otol, 2016, 130 (S2): S28-S31.

［2］ PAN R, ZHU M, YU C, et al. Cancer incidence and mortality: A cohort study in China, 2008-2013. Int J Cancer, 2017, 141 (7): 1315-1323.

［3］ ARGIRIS A, KARAMOUZIS MV, RABEN D, et al. Head and neck cancer. Lancet, 2008, 371 (9625): 1695-1709.

[4] GILLISON ML, CHATURVEDI AK, ANDERSON WF, et al. Epidemiology of Human Papillomavirus-Positive Head and Neck Squamous Cell Carcinoma. J Clin Oncol, 2015, 33 (29): 3235-3242.

[5] GUO L, YANG F, YIN Y, et al. Prevalence of human papillomavirus type-16 in head and neck cancer among the chinese population: A Meta-Analysis. Front Oncol, 2018, 8: 619.

[6] XU S, SUN B, ZHOU R, et al. Evaluation of p16 as a surrogate marker for transcriptionally active human papillomavirus status of oropharyngeal squamous cell carcinoma in an eastern Chinese population. Oral Surg Oral Med Oral Pathol Oral Radiol, 2020, 129 (3): 236-245. e2.

[7] XU T, SHEN C, WEI Y, et al. Human papillomavirus (HPV) in Chinese oropharyngeal squamous cell carcinoma (OPSCC): A strong predilection for the tonsil. Cancer Med, 2020, 9 (18): 6556-6564.

[8] GOEL R, MOORE W, SUMER B, et al. Clinical practice in PET/CT for the management of head and neck squamous cell cancer. AJR Am J Roentgenol, 2017, 209 (2): 289-303.

[9] YONGKUI L, JIAN L, WANGHAN, et al. 18FDG-PET/CT for the detection of regional nodal metastasis in patients with primary head and neck cancer before treatment: a meta-analysis. Surg Oncol, 2013, 22 (2): e11-16.

[10] GAO S, LI S, YANG X, et al. 18FDG PET/CT for distant metastases in patients with recurrent head and neck cancer after definitive treatment. A meta-analysis. Oral Oncol, 2014, 50 (3): 163-167.

[11] LONNEUX M, HAMOIR M, REYCHLER H, et al. Positron emission tomography with [18F] fluorodeoxyglucose improves staging and patient management in patients with head and neck squamous

cell carcinoma: a multicenter prospective study. J Clin Oncol, 2010, 28 (7): 1190-1195.

[12] LOWE VJ, DUAN F, SUBRAMANIAM RM, et al. Multicenter Trial of [18F] fluorodeoxyglucose Positron Emission Tomography/Computed Tomography Staging of Head and Neck Cancer and Negative Predictive Value and Surgical Impact in the N0 Neck: Results From ACRIN 6685. J Clin Oncol, 2019, 37 (20): 1704-1712.

[13] LEE JR, KIM JS, ROH JL, et al. Detection of occult primary tumors in patients with cervical metastases of unknown primary tumors: comparison of (18) F FDG PET/CT with contrast-enhanced CT or CT/MR imaging-prospective study. Radiology, 2015, 274 (3): 764-771.

[14] BUGTER O, VAN DE VEN S, HARDILLO JA, et al. Early detection of esophageal second primary tumors using Lugol chromoendoscopy in patients with head and neck cancer: A systematic review and meta-analysis. Head Neck, 2019, 41 (4): 1122-1130.

[15] NI XG, ZHANG QQ, ZHU JQ, et al. Hypopharyngeal cancer associated with synchronous oesophageal cancer: risk factors and benefits of image-enhanced endoscopic screening. J Laryngol Otol, 2018, 132 (2): 154-161.

2.2 病理学诊断

内容	分层	I 级推荐	II 级推荐	III 级推荐
形态学	所有手术标本	根据组织形态学明确鳞癌和其他类型头颈部肿瘤		
	根治性手术标本	原发灶部位、大小、组织学类型及分级、有无神经及脉管侵犯 原发肿瘤侵袭深度（针对口腔癌）切缘有无肿瘤、上皮中或重度异常增生 淋巴结转移及淋巴结包膜外侵状态		
辅助检查		根据免疫组化染色结果明确鳞癌和其他类型头颈部肿瘤 EBER 原位杂交检测以确定与 EBV 感染有关（针对鼻咽癌） p16 免疫组化检测以确定与 HPV 感染相关（针对口咽癌）	HPV DNA 或 RNA 检测（针对口咽癌） EGFR 免疫组化检测（针对鼻咽癌）	

头颈部肿瘤的病理对于分期诊断和治疗选择至关重要[1]。无论是活检或穿刺标本，首先需要根据组织形态学确定良恶性及组织学类型，必要时结合免疫组化染色结果。对于头颈部鳞癌的根治性手术标本，除了进行巨检和镜下描述，还需要提供肿瘤大小、分化程度、切缘、脉管侵犯、周围神经浸润、骨或软骨浸润、淋巴结转移部位和数目，以及包膜外侵犯等信息。对于口腔癌，需要明确肿瘤侵袭深度，从而有利于确定原发灶分期和指导后续治疗策略[2]。对于鼻咽癌，特别是非角化型，应进行EBER原位杂交检测以明确是否与EBV感染相关。在某些决定EGFR单抗的使用指征时，可进行EGFR免疫组化检测。对于口咽癌，应进行p16的免疫组化检测作为替代指标以明确是否与HPV感染相关，美国临床肿瘤学会（ASCO）和美国病理协会均推荐采用≥70%的中等或强阳性（肿瘤细胞）作为诊断标准，有条件的中心可以进行HPV DNA或RNA检测[3, 4]。虽然HPV感染是口咽癌的分期确定和预后判断的重要因素，但目前各指南尚不建议根据检测结果决定后续个体化的治疗策略[5, 6]。

参考文献

[1] HELLIWELL TR, GILES TE. Pathological aspects of the assessment of head and neck cancers: United Kingdom National Multidisciplinary Guidelines. J Laryngol Otol, 2016, 130 (S2): S59-S65.

［2］李江, 中华口腔医学会口腔病理学专业委员会. 口腔癌及口咽癌病理诊断规范. 中华口腔医学杂志, 2020, 55 (3): 145-152.

［3］FAKHRY C, LACCHETTI C, ROOPER LM, et al. Human papillomavirus testing in head and neck carcinomas: ASCO Clinical practice guideline endorsement of the College of American Pathologists Guideline. J Clin Oncol, 2018, 36 (31): 3152-3161.

［4］LEWIS JS Jr, BEADLE B, BISHOP JA, et al. Human papillomavirus testing in head and neck carcinomas: Guideline from the College of American Pathologists. Arch Pathol Lab Med, 2018, 142: 559-597.

［5］National Comprehensive Cancer Network. NCCN clinical practice guidelines: head and neck cancers, version 1, 2020. Ft. Washington: NCCN, 2020.

［6］MEHANNA H, EVANS M, BEASLEY M, et al. Oropharyngeal cancer: United Kingdom National-Multidisciplinary Guidelines. J Laryngol Otol, 2016, 130 (S2): S90-S96.

2.3 分期

本指南采用 UICC/AJCC TNM 分期系统（第 8 版）[1]。

2.3.1 口腔癌

原发肿瘤（T）

Tx 原发肿瘤无法评价

Tis 原位癌

T1 肿瘤最大径 ≤ 2cm，侵袭深度（depth of invasion，DOI）≤ 5mm（DOI 为侵袭深度，不是肿瘤厚度）

T2 肿瘤最大径 ≤ 2cm，DOI > 5mm，≤ 10mm 或肿瘤最大径 > 2cm，≤ 4cm，DOI ≤ 10mm

T3 肿瘤最大径 > 2cm，≤ 4cm，DOI > 10mm 或肿瘤最大径 > 4cm，DOI ≤ 10mm

T4 中等晚期或非常晚期局部疾病

　T4a 中等晚期局部疾病

　肿瘤最大径 > 4cm，DOI > 10mm 或肿瘤单独侵犯邻近结构（如穿透下颌骨或上颌骨的骨皮质或累及上颌窦或面部皮肤）*

T4b　非常晚期局部疾病

肿瘤侵犯咀嚼肌间隙、翼板、或颅底和 / 或包绕颈内动脉

*【注释】原发齿龈的肿瘤仅侵犯浅表的骨 / 牙槽窝不足以分为 T4

备注：对于肿瘤最大径≤ 2cm，DOI>10mm 应考虑定义为 T3

区域淋巴结（N）

临床 N（cN）

Nx　区域淋巴结无法评价

N0　无区域淋巴结转移

N1　同侧单个淋巴结转移，最大径≤ 3cm，并且淋巴结包膜外侵犯（extranodal extension，ENE）（－）

N2　同侧单个淋巴结转移，最大径 >3cm，≤ 6cm，并且 ENE（－）；或同侧多个淋巴结转移，最大径≤ 6cm，并且 ENE（－）；或双侧或对侧淋巴结转移，最大径≤ 6cm，并且 ENE（－）

　　N2a　同侧单个淋巴结转移，最大径 >3cm，≤ 6cm，并且 ENE（－）

　　N2b　同侧多个淋巴结转移，最大径≤ 6cm，并且 ENE（－）

　　N2c　双侧或对侧淋巴结转移，最大径≤ 6cm，并且 ENE（－）

N3　单个淋巴结转移，最大径 >6cm，并且 ENE（－）或任何淋巴结转移，并且临床明显 ENE（＋）

　　N3a　单个淋巴结转移，最大径 >6cm，并且 ENE（－）

　　N3b　任何淋巴结转移，并且临床明显 ENE（＋）

【注释】可以采用 "U" 或 "L" 的标识分别代表环状软骨下缘水平以上的转移（U）或以下的转移（L）

区域淋巴结（N）

病理 N（pN）

Nx 区域淋巴结无法评价

N0 无区域淋巴结转移

N1 同侧单个淋巴结转移，最大径 ≤ 3cm，并且 ENE（－）

N2 同侧单个淋巴结转移，最大径 ≤ 3cm，并且 ENE（＋）；或最大径 >3cm，≤ 6cm，并且 ENE（－）；或同侧多个淋巴结转移，最大径 ≤ 6cm，并且 ENE（－）；或双侧或对侧淋巴结转移，最大径 ≤ 6cm，并且 ENE（－）

   N2a 同侧单个淋巴结转移，最大径 ≤ 3cm，并且 ENE（＋）；或最大径 >3cm，≤ 6cm，并且 ENE（－）

   N2b 同侧多个淋巴结转移，最大径 ≤ 6cm，并且 ENE（－）

   N2c 双侧或对侧淋巴结转移，最大径 ≤ 6cm，并且 ENE（－）

N3 单个淋巴结转移，最大径 >6cm，并且 ENE（－）；或同侧单个淋巴结转移，最大径 >3cm，并且 ENE（＋）；或多发同侧、对侧或双侧淋巴结转移，并且其中任意一个 ENE（＋）；或对侧单个淋巴结转移，无论大小，并且 ENE（＋）

   N3a 单个淋巴结转移，最大径 >6cm，并且 ENE（－）

   N3b 同侧单个淋巴结转移，最大径 >3cm，并且 ENE（＋）；或多发同侧、对侧或双侧淋巴结转移，并且其中任何一个 ENE（＋）；或对侧单个淋巴结转移，无论大小，并且 ENE（＋）

远处转移（M）

M0　无远处转移

M1　有远处转移

总体分期

	T	N	M
0 期	Tis	N0	M0
I 期	T1	N0	M0
II 期	T2	N0	M0
III 期	T1-2	N1	M0
	T3	N0-1	M0
IVA 期	T1-3	N2	M0
	T4a	N0-2	M0
IVB 期	T4b	任何 N	M0
	任何 T	N3	M0
IVC 期	任何 T	任何 N	M1

2.3.2 口咽癌（p16-）

原发肿瘤（T）

Tx 原发肿瘤无法评价

T0 无原发肿瘤证据

Tis 原位癌

T1 肿瘤最大径 ≤ 2cm

T2 肿瘤最大径 >2cm， ≤ 4cm

T3 肿瘤最大径 >4cm，或侵犯会厌的舌面

T4 中等晚期或非常晚期局部疾病

T4a 中等晚期局部疾病

肿瘤侵犯喉、舌的外部肌肉、翼内肌、硬腭或下颌骨[*]

T4b 非常晚期局部疾病

肿瘤侵犯翼外肌、翼板、鼻咽侧壁、或颅底或包绕颈动脉

[*]【注释】舌根或会厌谷的原发肿瘤侵犯至会厌舌面黏膜并不意味着喉侵犯

区域淋巴结（N）

临床 N（cN）

Nx 区域淋巴结无法评价

N0　无区域淋巴结转移

N1　同侧单个淋巴结转移，最大径 ≤ 3cm，并且 ENE（–）

N2　同侧单个淋巴结转移，最大径 >3cm，≤ 6cm，并且 ENE（–）；或同侧多个淋巴结转移，最大径 ≤ 6cm，并且 ENE（–）；或双侧或对侧淋巴结转移，最大径 ≤ 6cm，并且 ENE（–）

　N2a　同侧单个淋巴结转移，最大径 >3cm，≤ 6cm，并且 ENE（–）

　N2b　同侧多个淋巴结转移，最大径 ≤ 6cm，并且 ENE（–）

　N2c　双侧或对侧淋巴结转移，最大径 ≤ 6cm，并且 ENE（–）

N3　单个淋巴结转移，最大径 >6cm，并且 ENE（–）或任何淋巴结转移，并且临床明显 ENE（+）

　N3a　单个淋巴结转移，最大径 >6cm，并且 ENE（–）

　N3b　任何淋巴结转移，并且临床明显 ENE（+）

【注释】可以采用"U"或"L"的标识分别代表环状软骨下缘水平以上的转移（U）或以下的转移（L）

区域淋巴结（N）

病理 N（pN）

Nx　区域淋巴结无法评价

N0　无区域淋巴结转移

N1　同侧单个淋巴结转移，最大径 ≤ 3cm，并且 ENE（–）

N2　同侧单个淋巴结转移，最大径 ≤ 3cm，并且 ENE（+）；或最大径 >3cm，≤ 6cm，并且

ENE（−）；或同侧多个淋巴结转移，最大径 ≤ 6cm，并且 ENE（−）；或双侧或对侧淋巴结转移，最大径 ≤ 6cm，并且 ENE（−）

N2a 同侧或对侧单个淋巴结转移，最大径 ≤ 3cm，并且 ENE（+）；或最大径 >3cm， ≤ 6cm，并且 ENE（−）

N2b 同侧多个淋巴结转移，最大径 ≤ 6cm，并且 ENE（−）

N2c 双侧或对侧淋巴结转移，最大径 ≤ 6cm，并且 ENE（−）

N3 单个淋巴结转移，最大径 >6cm，并且 ENE（−）；或同侧单个淋巴结转移，最大径 >3cm，并且 ENE（+）；或多发同侧、对侧或双侧淋巴结转移，并且其中任意一个 ENE（+）；或对侧单个淋巴结转移，无论大小，并且 ENE（+）

N3a 单个淋巴结转移，最大径 >6cm，并且 ENE（−）

N3b 同侧单个淋巴结转移，最大径 >3cm，并且 ENE（+）；或多发同侧、对侧或双侧淋巴结转移，并且其中任何一个 ENE（+）；或对侧单个淋巴结转移，无论大小，并且 ENE（+）

远处转移（M）

M0 无远处转移

M1 有远处转移

总体分期

	T	N	M
0 期	Tis	N0	M0
I 期	T1	N0	M0
II 期	T2	N0	M0
III 期	T1-2	N1	M0
	T3	N0-1	M0
IVA 期	T1-3	N2	M0
	T4a	N0-2	M0
IVB 期	T4b	任何 N	M0
	任何 T	N3	M0
IVC 期	任何 T	任何 N	M1

2.3.3　口咽癌（p16+）

原发肿瘤（T）

Tx　原发肿瘤无法评价

T0　无原发肿瘤证据

Tis　原位癌

T1　肿瘤最大径 ≤ 2cm

T2　肿瘤最大径 >2cm，≤ 4cm

T3　肿瘤最大径 >4cm，或侵犯会厌的舌面

T4　中等晚期局部疾病

肿瘤侵犯喉、舌的外部肌肉、翼内肌、硬腭或下颌骨或更远 *

*【注释】舌根或会厌谷的原发肿瘤侵犯至会厌舌面黏膜并不意味着喉侵犯

区域淋巴结（N）

临床 N（cN）

Nx　区域淋巴结无法评价

N0　无区域淋巴结转移

N1　同侧单个或多个淋巴结转移，最大径 ≤ 6cm

N2　对侧或双侧淋巴结转移，最大径 ≤ 6cm

N3 转移淋巴结最大径 >6cm

区域淋巴结（N）

病理 N（pN）

Nx 区域淋巴结无法评价

pN0 无区域淋巴结转移

pN1 淋巴结转移数目≤ 4 个

pN2 淋巴结转移数目 >4 个

远处转移（M）

M0 无远处转移

M1 有远处转移

总体分期（临床）

	T	N	M
Ⅰ期	T0-2	N0-1	M0
Ⅱ期	T0-2	N2	M0
	T3	N0-2	M0
Ⅲ期	T0-3	N3	M0
	T4	N0-3	M0
Ⅳ期	任何 T	任何 N	M1

总体分期（病理）

	T	N	M
I 期	T0-2	N0-1	M0
II 期	T0-2	N2	M0
	T3-4	N0-1	M0
III 期	T3-4	N2	M0
IV 期	任何 T	任何 N	M1

2.3.4 喉癌

原发肿瘤（T）（声门上型）

Tx 原发肿瘤无法评价

T0 无原发肿瘤证据

Tis 原位癌

T1 肿瘤局限在声门上的 1 个亚区，声带活动正常

T2 肿瘤侵犯声门上 1 个以上相邻亚区，侵犯声门区或声门上区以外（如舌根、会厌谷、梨状窝内侧壁的黏膜），无喉固定

T3 肿瘤局限在喉内，有声带固定和 / 或侵犯任何下述部位：环后区、会厌前间隙、声门旁间隙和 / 或甲状软骨内板

T4 中等晚期或非常晚期局部疾病

  T4a 中等晚期局部疾病

肿瘤侵犯穿过甲状软骨和 / 或侵犯喉外组织（如气管、包括深部舌外肌在内的颈部软组织、带状肌、甲状腺或食管）

  T4b 非常晚期局部疾病

肿瘤侵犯椎前筋膜，包绕颈动脉或侵犯纵隔结构

原发肿瘤（T）（声门型）

Tx 原发肿瘤无法评价

T0 无原发肿瘤证据

Tis 原位癌

T1 肿瘤局限于声带（可侵犯前联合或后联合），声带活动正常

  T1a 肿瘤局限在一侧声带

  T1b 肿瘤侵犯双侧声带

T2 肿瘤侵犯至声门上和 / 或声门下区，和 / 或声带活动受限

T3　肿瘤局限在喉内，伴有声带固定和 / 或侵犯声门旁间隙，和 / 甲状软骨内板

T4　中等晚期或非常晚期局部疾病

 T4a　中等晚期局部疾病

肿瘤侵犯穿过甲状软骨和 / 或侵犯喉外组织（如气管、包括深部舌外肌在内的颈部软组织、带状肌、甲状腺或食管）

 T4b　非常晚期局部疾病

肿瘤侵犯椎前筋膜，包绕颈动脉或侵犯纵隔结构

原发肿瘤（T）（声门下型）

Tx　原发肿瘤无法评价

T0　无原发肿瘤证据

Tis　原位癌

T1　肿瘤局限在声门下区

T2　肿瘤侵犯至声带，声带活动正常或活动受限

T3　肿瘤局限在喉内，伴有声带固定

T4　中等晚期或非常晚期局部疾病

 T4a　中等晚期局部疾病

肿瘤侵犯环状软骨或甲状软骨和 / 或侵犯喉外组织（如气管、包括深部舌外肌在内的颈部软组织、带状肌、甲状腺或食管）

T4b　非常晚期局部疾病

　　肿瘤侵犯椎前筋膜，包绕颈动脉或侵犯纵隔结构

区域淋巴结（N）

临床 N（cN）

Nx　区域淋巴结无法评价

N0　无区域淋巴结转移

N1　同侧单个淋巴结转移，最大径 ≤ 3cm，并且 ENE（−）

N2　同侧单个淋巴结转移，最大径 >3cm，≤ 6cm，并且 ENE（−）；或同侧多个淋巴结转移，
　　最大径 ≤ 6cm，并且 ENE（−）；或双侧或对侧淋巴结转移，最大径 ≤ 6cm，并且 ENE（−）

　　N2a　同侧单个淋巴结转移，最大径 >3cm，≤ 6cm，并且 ENE（−）

　　N2b　同侧多个淋巴结转移，最大径 ≤ 6cm，并且 ENE（−）

　　N2c　双侧或对侧淋巴结转移，最大径 ≤ 6cm，并且 ENE（−）

N3　单个淋巴结转移，最大径 >6cm，并且 ENE（−）或任何淋巴结转移，并且临床明显 ENE（＋）

　　N3a　单个淋巴结转移，最大径 >6cm，并且 ENE（−）

　　N3b　任何淋巴结转移，并且临床明显 ENE（＋）

【注释】可以采用"U"或"L"的标识分别代表环状软骨下缘水平以上的转移（U）或以下的
转移（L）

区域淋巴结（N）

病理 N（pN）

Nx 区域淋巴结无法评价

N0 无区域淋巴结转移

N1 同侧单个淋巴结转移，最大径 ≤ 3cm，并且 ENE（-）

N2 同侧单个淋巴结转移，最大径 ≤ 3cm，并且 ENE（+）；或最大径 >3cm，≤ 6cm，并且 ENE（-）；或同侧多个淋巴结转移，最大径 ≤ 6cm，并且 ENE（-）；或双侧或对侧淋巴结转移，最大径 ≤ 6cm，并且 ENE（-）

   N2a 同侧或对侧单个淋巴结转移，最大径 ≤ 3cm，并且 ENE（+）；或最大径 >3cm，≤ 6cm，并且 ENE（-）

   N2b 同侧多个淋巴结转移，最大径 ≤ 6cm，并且 ENE（-）

   N2c 双侧或对侧淋巴结转移，最大径 ≤ 6cm，并且 ENE（-）

N3 单个淋巴结转移，最大径 >6cm，并且 ENE（-）；或同侧单个淋巴结转移，最大径 >3cm，并且 ENE（+）；或多发同侧、对侧或双侧淋巴结转移，并且其中任意一个 ENE（+）；或对侧单个淋巴结转移，无论大小，并且 ENE（+）

   N3a 单个淋巴结转移，最大径 >6cm，并且 ENE（-）

   N3b 同侧单个淋巴结转移，最大径 >3cm，并且 ENE（+）；或多发同侧、对侧或双侧淋巴结转移，并且其中任何一个 ENE（+）；或对侧单个淋巴结转移，无论大小，并且 ENE（+）

远处转移（M）

M0　无远处转移

M1　有远处转移

总体分期

	T	N	M
0 期	Tis	N0	M0
I 期	T1	N0	M0
II 期	T2	N0	M0
III 期	T1-2	N1	M0
	T3	N0-1	M0
IVA 期	T1-3	N2	M0
	T4a	N0-2	M0
IVB 期	T4b	任何 N	M0
	任何 T	N3	M0
IVC 期	任何 T	任何 N	M1

2.3.5 下咽癌

原发肿瘤（T）

Tx　原发肿瘤无法评价

T0　无原发肿瘤证据

Tis　原位癌

T1　肿瘤局限在下咽的某一解剖亚区且最大径 ≤ 2cm

T2　肿瘤侵犯一个以上下咽解剖亚区或邻近解剖区

T3　肿瘤最大径 >4cm 或半喉固定或侵犯食管

T4　中等晚期或非常晚期局部疾病

　T4a　中等晚期局部疾病

　肿瘤侵犯甲状 / 环状软骨、舌骨、甲状腺或中央区软组织 *

　T4b　非常晚期局部疾病

　肿瘤侵犯椎前筋膜，包绕颈动脉或侵犯纵隔结构

* 【注释】中央区软组织包括喉前带状肌和皮下脂肪

区域淋巴结（N）

临床 N（cN）

Nx　区域淋巴结无法评价

N0　无区域淋巴结转移

N1　同侧单个淋巴结转移，最大径 ≤ 3cm，并且 ENE（−）

N2　同侧单个淋巴结转移，最大径 >3cm，≤ 6cm，并且 ENE（−）；或同侧多个淋巴结转移，最大径 ≤ 6cm，并且 ENE（−）；或双侧或对侧淋巴结转移，最大径 ≤ 6cm，并且 ENE（−）

  N2a　同侧单个淋巴结转移，最大径 >3cm，≤ 6cm，并且 ENE（−）

  N2b　同侧多个淋巴结转移，最大径 ≤ 6cm，并且 ENE（−）

  N2c　双侧或对侧淋巴结转移，最大径 ≤ 6cm，并且 ENE（−）

N3　单个淋巴结转移，最大径 >6cm，并且 ENE（−）或任何淋巴结转移，并且临床明显 ENE（+）

  N3a　单个淋巴结转移，最大径 >6cm，并且 ENE（−）

  N3b　任何淋巴结转移，并且临床明显 ENE（+）

【注释】可以采用"U"或"L"的标识分别代表环状软骨下缘水平以上的转移（U）或以下的转移（L）

区域淋巴结（N）

病理 N（pN）

Nx　区域淋巴结无法评价

N0　无区域淋巴结转移

N1　同侧单个淋巴结转移，最大径 ≤ 3cm，并且 ENE（−）

N2　同侧单个淋巴结转移，最大径 ≤ 3cm，并且 ENE（+）；或最大径 >3cm，≤ 6cm，并且

ENE（-）；或同侧多个淋巴结转移，最大径≤6cm，并且 ENE（-）；或双侧或对侧淋巴结转移，最大径≤6cm，并且 ENE（-）

N2a 同侧或对侧单个淋巴结转移，最大径≤3cm，并且 ENE（+）；或最大径 >3cm，≤6cm，并且 ENE（-）

N2b 同侧多个淋巴结转移，最大径≤6cm，并且 ENE（-）

N2c 双侧或对侧淋巴结转移，最大径≤6cm，并且 ENE（-）

N3 单个淋巴结转移，最大径 >6cm，并且 ENE（-）；或同侧单个淋巴结转移，最大径 >3cm，并且 ENE（+）；或多发同侧、对侧或双侧淋巴结转移，并且其中任意一个 ENE（+）；或对侧单个淋巴结转移，无论大小，并且 ENE（+）

N3a 单个淋巴结转移，最大径 >6cm，并且 ENE（-）

N3b 同侧单个淋巴结转移，最大径 >3cm，并且 ENE（+）；或多发同侧、对侧或双侧淋巴结转移，并且其中任何一个 ENE（+）；或对侧单个淋巴结转移，无论大小，并且 ENE（+）

远处转移（M）

M0 无远处转移

M1 有远处转移

总体分期

	T	N	M
0 期	Tis	N0	M0
I 期	T1	N0	M0
II 期	T2	N0	M0
III 期	T1-2	N1	M0
	T3	N0-1	M0
IVA 期	T1-3	N2	M0
	T4a	N0-2	M0
IVB 期	T4b	任何 N	M0
	任何 T	N3	M0
IVC 期	任何 T	任何 N	M1

2.3.6 鼻咽癌

原发肿瘤（T）

Tx　原发肿瘤无法评价

T0　无原发肿瘤证据，但具有 EBV 阳性的颈部淋巴结累及

Tis　原位癌

T1　肿瘤局限于鼻咽、或侵犯口咽和 / 或鼻腔，无咽旁间隙累及

T2　肿瘤侵犯咽旁间隙和 / 或邻近软组织累及（翼内肌、翼外肌、椎前肌）

T3　肿瘤侵犯颅底骨质、颈椎、翼状结构和 / 或副鼻窦

T4　肿瘤侵犯颅内，累及脑神经、下咽、眼眶、腮腺和 / 或广泛的软组织区域浸润并超过翼外肌外侧缘

区域淋巴结（N）

临床 N（cN）

Nx　区域淋巴结无法评价

N0　无区域淋巴结转移

N1　单侧颈部淋巴结转移，和 / 或单侧或双侧咽后淋巴结转移，最大径 ≤ 6cm，环状软骨尾侧缘以上水平

N2　双侧颈部淋巴结转移，最大径 ≤ 6cm，环状软骨尾侧缘以上水平

N3 单侧或双侧颈部淋巴结转移，最大径 >6cm，和 / 或侵犯环状软骨尾侧缘以下水平

远处转移（M）

M0 无远处转移

M1 有远处转移

总体分期

	T	N	M
0 期	Tis	N0	M0
I 期	T1	N0	M0
II 期	T0-1	N1	M0
	T2	N0-1	M0
III 期	T0-2	N2	M0
	T3	N0-2	M0
IVA 期	T4	N0-2	M0
	任何 T	N3	M0
IVB 期	任何 T	任何 N	M1

2.3.7 原发不明颈部淋巴结转移性鳞癌

区域淋巴结（N）

临床 N（cN）：针对没有接受颈部淋巴结清扫术的非手术治疗患者

Nx 区域淋巴结无法评价

N0 无区域淋巴结转移

N1 同侧单个淋巴结转移，最大径 ≤ 3cm，并且 ENE（−）

N2 同侧单个淋巴结转移，最大径 >3cm，≤ 6cm，并且 ENE（−）；或同侧多个淋巴结转移，最大径 ≤ 6cm，并且 ENE（−）；或双侧或对侧淋巴结转移，最大径 ≤ 6cm，并且 ENE（−）

  N2a 同侧单个淋巴结转移，最大径 >3cm，≤ 6cm，并且 ENE（−）

  N2b 同侧多个淋巴结转移，最大径 ≤ 6cm，并且 ENE（−）

  N2c 双侧或对侧淋巴结转移，最大径 ≤ 6cm，并且 ENE（−）

N3 单个淋巴结转移，最大径 >6cm，并且 ENE（−）或任何淋巴结转移，并且临床明显 ENE（+）（ENEC）

  N3a 单个淋巴结转移，最大径 >6cm，并且 ENE（−）

  N3b 任何淋巴结转移，并且临床明显 ENE（+）（ENEC）

【注释】中线淋巴结被认为是单侧淋巴结。ENEC 的定义是侵犯皮肤、紧密牵拉或固定周围结构，或侵犯颅神经、臂丛神经、交感神经干，或膈神经并引起功能障碍。

可以采用"U"或"L"的标识分别代表环状软骨下缘水平以上的转移（U）或以下的转移（L）

区域淋巴结（N）

病理 N（pN）：针对接受颈部淋巴结清扫术的手术治疗患者

Nx　区域淋巴结无法评价

N0　无区域淋巴结转移

N1　同侧单个淋巴结转移，最大径 ≤ 3cm，并且 ENE（−）

N2　同侧单个淋巴结转移，最大径 ≤ 3cm，并且 ENE（+）；或最大径 >3cm，≤ 6cm，并且 ENE（−）；或同侧多个淋巴结转移，最大径 ≤ 6cm，并且 ENE（−）；或双侧或对侧淋巴结转移，最大径 ≤ 6cm，并且 ENE（−）

　N2a　同侧或对侧单个淋巴结转移，最大径 ≤ 3cm，并且 ENE（+）；或最大径 >3cm，≤ 6cm，并且 ENE（−）

　N2b　同侧多个淋巴结转移，最大径 ≤ 6cm，并且 ENE（−）

　N2c　双侧或对侧淋巴结转移，最大径 ≤ 6cm，并且 ENE（−）

N3　单个淋巴结转移，最大径 >6cm，并且 ENE（−）；或同侧单个淋巴结转移，最大径 >3cm，并且 ENE（+）；或多发同侧、对侧或双侧淋巴结转移，并且其中任意一个 ENE（+）；或对侧单个淋巴结转移，无论大小，并且 ENE（+）

　N3a　单个淋巴结转移，最大径 >6cm，并且 ENE（−）

　N3b　同侧单个淋巴结转移，最大径 >3cm，并且 ENE（+）；或多发同侧、对侧或双侧淋巴

结转移，并且其中任何一个 ENE（+）；或对侧单个淋巴结转移，无论大小，并且 ENE（+）

总体分期

	T	N	M
Ⅲ 期	T0	N1	M0
ⅣA 期	T0	N2	M0
ⅣB 期	T0	N3	M0
ⅣC 期	T0	任何 N	M1

参考文献

［1］ AMIN MB, EDGE SB, GREENE FL, et al, eds. AJCC cancer staging manual. 8th ed. New York: Springer, 2017.

3 早期和局部晚期头颈部鳞癌的治疗原则

3.1 口腔癌的治疗

3.1.1 早期口腔癌的治疗

分期	分层	Ⅰ级推荐	Ⅱ级推荐	Ⅲ级推荐
T1-2N0	适宜手术患者	手术[1]（2A类）		
	不适宜手术患者	单纯放疗[1]（2A类）		

注：不适宜手术定义：患者身体条件不允许或由于各种原因拒绝手术。

【注释】

早期口腔癌应采用手术作为主要的根治手段，只有对于不适宜手术的患者，可以考虑局部放疗。手术应至少保证 >5mm 的安全切缘，否则有可能影响治疗效果[2]。早期口腔癌也有一定的概率发生颈部淋巴结转移，虽然一项Ⅲ期随机试验证实了预防性颈部淋巴结选择性清扫（Ⅰ~Ⅲ区）的生存获益，但是否所有的早期患者均需要接受颈部淋巴结清扫尚无定论[3]。ASCO 指南推荐对于 T1 患者，暂时保留淋巴结清扫代之以密切监测也是可选的策略之一[4]。近年来，多项研究显示肿瘤的侵袭深

早期和局部晚期头颈部鳞癌的治疗原则

度与颈部淋巴结转移，以及预后相关，因此也促成了第 8 版 AJCC 分期把侵袭深度增加为口腔癌的 T 分期标准[5-7]。

　　NCCN 指南推荐对于肿瘤侵袭深度 > 4mm 的患者进行 I ～ III 区的同侧或双侧颈部淋巴结清扫（当肿瘤位于或靠近中线）；对于侵袭深度在 2~4mm 的患者，指南推荐根据临床实际情况决定是否需要进行淋巴结清扫[8]。前哨淋巴结活检是指导颈部淋巴结清扫的一种手段，但需要在有经验的中心进行，并遵循行业协会的指南推荐[9, 10]。近期，2 项 III 期随机对照试验证实前哨淋巴结活检可以代替常规的颈部淋巴结清扫，并且具有较少的术后并发症[11, 12]。患者术后病理或组织学检测提示有高危因素时，需行术后放疗或放化疗，术后放疗的剂量通常为 60~66Gy。对于少部分因为身体条件不允许接受手术的早期口腔癌患者，单纯放疗特别是近距离放疗是另一个选择，但需要在有经验的中心进行，并遵循行业协会的指南推荐[13, 14]。

3.1.2 局部晚期口腔癌的治疗

分期	分层 1	分层 2	Ⅰ级推荐	Ⅱ级推荐	Ⅲ级推荐
T1-2N+/T3-4 任何 N	适宜手术患者		手术 ± 放疗 / 放化疗[1] （2A 类）		
	不适宜手术患者	适宜使用顺铂患者	放疗 + 顺铂[15-17]（1A 类）	诱导化疗→单纯放疗[18-20] （1B 类）	
		不适宜使用顺铂患者	单纯放疗[1]（2A 类）		

注：不适宜手术定义：患者身体条件不允许、由于各种原因拒绝手术或肿瘤负荷过大无法切除；

不适宜使用顺铂定义：患者年龄 >70 岁、PS>2、听力障碍、肾功能不全（肌酐清除率 <50ml/min）或具有 >1 级的神经病变[21]。

【注释】

对于局部晚期口腔癌患者，手术仍然是主要的根治手段，手术方式包括经口、下颌骨舌侧松解和下颌骨切开入路，同时对手术缺损采用必要的修复重建。颈部手术应采用选择性或根治性清扫淋巴结，如为 N2c 期或原发灶位于或靠近中线，应考虑对侧颈部清扫。术后辅助放疗应在术后 6 周内进行，具有一般高危因素者（T3-4、N2-3、淋巴结位于Ⅳ或Ⅴ区、脉管侵犯、周围神经浸润）建议术后单纯放疗，切缘阳性 / 不足或淋巴结包膜外侵者建议同期放化疗。研究显示，有淋巴结包膜外侵和 / 或镜下手术切缘距病灶 <1mm 者接受了术后同期放化疗较单纯放疗有明显的生存获益[22]。

对于不适宜手术的局部晚期口腔癌患者，放疗联合顺铂（100mg/m², 每 3 周一次，连续 3 次）是常用的治疗模式[15-17]。放疗剂量通常为 66~70Gy，对于不适宜使用顺铂或高龄患者（>70 岁）可给予单纯放疗。对于肿瘤负荷过大无法切除的患者，也可以考虑行诱导化疗联合放疗的序贯治疗。常用的诱导化疗方案是 TPF（多西他赛 75mg/m²，第 1 天；顺铂 75mg/m²，第 1 天；5-FU 750mg/m²，第 1~5 天；每 3 周重复，连续 3 个周期）[18-20]。针对这部分患者，与直接同期放化疗相比，诱导化疗只有在一项前瞻性随机研究中显示能够改善生存，而该研究由于采用 2×2 随机设计（部分患者接受放疗联合西妥昔单抗）使得结果难以准确解读[23-26]。

参考文献

[1] KERAWALA C, ROQUES T, JEANNON JP, et al. Oral cavity and lip cancer: United Kingdom National Multidisciplinary Guidelines. J Laryngol Otol, 2016, 130 (S2): S83-S89.

[2] NASON RW, BINAHMED A, PATHAK KA, et al. What is the adequate margin of surgical resection in oral cancer ? Oral Surg Oral Med Oral Pathol Oral Radiol Endod, 2009, 107 (5): 625-629.

[3] D'CRUZ AK, VAISH R, KAPRE N, et al. Elective versus Therapeutic Neck Dissection in Node-Negative Oral Cancer. N Engl J Med, 2015, 373 (6): 521-529.

[4] KOYFMAN SA, ISMAILA N, CROOK D, et al. Management of the Neck in Squamous Cell Carcinoma of the Oral Cavity and Oropharynx: ASCO Clinical Practice Guideline. J Clin Oncol, 2019, 37 (20): 1753-1774.

[5] O'BRIEN CJ, LAUER CS, FREDRICKS S, et al. Tumor thickness influences prognosis of T1 and T2 oral cavity cancer but what thickness ? Head Neck, 2003, 25 (11): 937-945.

[6] HUANG SH, HWANG D, LOCKWOOD G, et al. Predictive value of tumor thickness for cervical lymphnode involvement in squamous cell carcinoma of the oral cavity: a meta-analysis of reported studies. Cancer, 2009, 115 (7): 1489-1497.

[7] INTERNATIONAL CONSORTIUM FOR OUTCOME RESEARCH (ICOR) IN HEAD AND NECK CANCER, EBRAHIMI A, GIL Z, et al. Primary tumor staging for oral cancer and a proposed modification incorporating depth of invasion: an international multicenter retrospective study. JAMA Otolaryngol Head Neck Surg, 2014, 140 (12): 1138-1148.

[8] WEI W, YANG X. Comparison of diagnosis accuracy between a backpropagation artificial neural network model and linear regression in digestive disease patients: an Empirical Research. Comput Math Methods Med, 2021, 2021: 6662779.

[9] SCHILLING C, STOECKLI SJ, VIGILI MG, et al. Surgical consensus guidelines on sentinel node

biopsy (SNB) in patients with oral cancer. Head Neck, 2019, 41 (8): 2655-2664.

[10] GIAMMARILE F, SCHILLING C, GNANASEGARAN G, et al. The EANM practical guidelines for sentinel lymph node localisation in oral cavity squamous cell carcinoma. Eur J Nucl Med Mol Imaging, 2019, 46 (3): 623-637.

[11] Hasegawa Y, Tsukahara K, Yoshimoto S, et al. Neck dissections based on sentinel lymph node navigation versus elective neck dissections in early oral cancers: A randomized, multicenter, non-inferiority trial. ASCO 2019; abstract 6007.

[12] GARREL R, POISSONNET G, MOYÀ PLANA A, et al. Equivalence randomized trial to compare treatment on the basis of sentinel node biopsy versus neck node dissection in operable T1-T2N0 oral and oropharyngeal cancer. J Clin Oncol, 2020, 38 (34): 4010-4018.

[13] NAG S, CANO ER, DEMANES DJ, et al. The American Brachytherapy Society recommendations for high-dose-rate brachytherapy for head-and-neck carcinoma. Int J Radiat Oncol Biol Phys, 2001, 50 (5): 1190-1198.

[14] KOVÁCS G, MARTINEZ-MONGE R, BUDRUKKAR A, et al. GEC-ESTRO ACROP recommendations for head & neck brachytherapy in squamous cell carcinomas: 1st update-Improvement by cross sectional imaging based treatment planning and stepping source technology. Radiother Oncol, 2017, 122 (2): 248-254.

[15] PIGNON JP, BOURHIS J, DOMENGE C, et al. Chemotherapy added to locoregional treatment for

head and neck squamous-cell carcinoma: three meta-analyses of updated individual data. MACH-NC Collaborative Group. Meta-Analysis of Chemotherapy on Head and Neck Cancer. Lancet, 2000, 355 (9208): 949-955.

[16] PIGNON JP, LE MAÎTRE A, MAILLARD E, et al. Meta-analysis of chemotherapy in head and neck cancer (MACH-NC): an update on 93 randomised trials and 17, 346 patients. Radiother Oncol, 2009, 92 (1): 4-14.

[17] BLANCHARD P, BAUJAT B, HOLOSTENCO V, et al. Meta-analysis of chemotherapy in head and neck cancer (MACH-NC): a comprehensive analysis by tumour site. Radiother Oncol, 2011, 100 (1): 33-40.

[18] POSNER MR, HERSHOCK DM, BLAJMAN CR, et al. Cisplatin and fluorouracil alone or with docetaxel in head and neck cancer. N Engl J Med, 2007, 357 (17): 1705-1715.

[19] LORCH JH, GOLOUBEVA O, HADDAD RI, et al. Induction chemotherapy with cisplatin and fluorouracil alone or in combination with docetaxel in locally advanced squamous-cell cancer of the head and neck: long-term results of the TAX 324 randomised phase 3 trial. Lancet Oncol, 2011, 12 (2): 153-159.

[20] VERMORKEN JB, REMENAR E, VAN HERPEN C, et al. Cisplatin, fluorouracil, and docetaxel in unresectable head and neck cancer. N Engl J Med, 2007, 357 (17): 1695-1704.

[21] AHN MJ, D'CRUZ A, VERMORKEN JB, et al. Clinical recommendations for defining platinum

unsuitable head and neck cancer patient populations on chemoradiotherapy: A literature review. Oral Oncol, 2016, 53: 10-16.

[22] BERNIER J, COOPER JS, PAJAK TF, et al. Defining risk levels in locally advanced head and neck cancers: a comparative analysis of concurrent postoperative radiation plus chemotherapy trials of the EORTC (#22931) and RTOG (#9501). Head Neck, 2005, 27 (10): 843-850.

[23] HADDAD R, O'NEILL A, RABINOWITS G, et al. Induction chemotherapy followed by concurrent chemoradiotherapy (sequential chemoradiotherapy) versus concurrent chemoradiotherapy alone in locally advanced head and neck cancer (PARADIGM): a randomised phase 3 trial. Lancet Oncol, 2013, 14 (3): 257-264.

[24] COHEN EE, KARRISON TG, KOCHERGINSKY M, et al. Phase III randomized trial of induction chemotherapy in patients with N2 or N3 locally advanced head and neck cancer. J Clin Oncol, 2014, 32 (25): 2735-2743.

[25] HITT R, GRAU JJ, LOPEZ-POUSA A, et al. A randomized phase III trial comparing induction chemotherapy followed by chemoradiotherapy versus chemoradiotherapy alone as treatment of unresectable head and neck cancer. Ann Oncol, 2014, 25 (1): 216-225.

[26] GHI MG, PACCAGNELLA A, FERRARI D, et al. Induction TPF followed by concomitant treatment versus concomitant treatment alone in locally advanced head and neck cancer. A phase II - III trial. Ann Oncol, 2017, 28 (9): 2206-2212.

3.2 口咽癌的治疗

3.2.1 早期口咽癌的治疗

分期	分层	I级推荐	II级推荐	III级推荐
T1-2N0	适宜手术患者	手术[1]（2A 类） 单纯放疗[1]（2A 类）		
	不适宜手术患者	单纯放疗[1]（2A 类）		

注：不适宜手术定义：患者身体条件不允许或由于各种原因拒绝手术。

【注释】

　　早期口咽癌应采用手术或单纯放疗的单一治疗模式，回顾性分析显示二者的总体疗效相近[2, 3]。治疗方式的选择应基于肿瘤的大小、位置、手术后可能的功能障碍、手术或放疗医生的治疗水平和经验，强烈建议多学科综合治疗团队对生活质量和治疗结果做出完整评估（治疗的有效性、功能维持、并发症等）后决定。手术方式可选择开放或经口入路切除原发灶，经口手术能够提供更好的功能保护，有条件可选择经口激光显微手术（transoral laser microsurgery，TLM）或机器人手术（transoral robotic surgery，TORS）[4]。近期发表的荟萃分析和大样本回顾性分析提示，无论是手术疗效还是相关并发症方面，TORS均优于传统的开放或微创手术[5, 6]。由于TORS在国内的开展处于早期阶段，其治疗效果与操作医生的经验和患者的选择至关重要，并应遵循行业协会的相关培训和认证推荐[7]。

早期口咽癌具有隐匿性的颈淋巴结转移，因此除了原发灶切除外，需进行同侧选择性颈部淋巴结清扫。淋巴结清扫应包括同侧Ⅱ~Ⅳ区，当肿瘤向前侵犯时，可能需要包括Ⅰ区[8]。如原发灶位于或靠近中线（如软腭、舌根或咽后壁时），则应考虑对侧清扫以得到对侧颈淋巴结的实际分期。有回顾性分析发现当术前提示颈部Ⅱa区无侵犯时，无需行Ⅱb区的颈清扫。患者术后病理或组织学检测提示有高危因素时，需行术后放疗或放化疗，术后放疗的剂量通常为60~66Gy。

根治性放疗前患者应进行饮食、言语和口腔的评估，放疗剂量通常为66~70Gy。放疗靶区勾画应基于增强CT，MRI扫描可作为很好的辅助参考。放疗靶区包括原发灶和Ⅱ~Ⅳ区颈部淋巴结，肿瘤向前侵犯和/或侵及前扁桃体柱时需包括Ⅰb区。原发灶为单侧（如扁桃体）可行同侧颈部淋巴结的预防性照射，如原发灶位于或靠近中线，如软腭、舌根或咽后壁（侵及中线结构大于1cm）则考虑双颈部照射。放疗计划应至少采取三维适形，推荐调强放疗（IMRT）。

3.2.2 局部晚期口咽癌的治疗

分期	分层 1	分层 2	Ⅰ级推荐	Ⅱ级推荐	Ⅲ级推荐
T1-2N1-3/ T3-4 任何 N	适宜手术患者	适宜使用顺铂患者	手术 ± 放疗 / 放化疗[1] （2A 类） 放疗 + 顺铂[9]（1A 类） 诱导化疗→单纯放疗[10-12] （1B 类）	放疗 + 西妥昔单抗[13-15] （1B 类）	
		不适宜使用顺铂患者	手术[1]（2A 类）	放疗 + 西妥昔单抗[13-15] （1B 类） 单纯放疗[1]（2A 类）	
	不适宜手术患者	适宜使用顺铂患者	放疗 + 顺铂[9]（1A 类） 诱导化疗→单纯放疗[10-12] （1B 类）	放疗 + 西妥昔单抗[13-15] （1B 类）	
		不适宜使用顺铂患者	单纯放疗[1]（2A 类）	放疗 + 西妥昔单抗[13-15] （1B 类）	

注：不适宜手术定义：患者身体条件不允许、由于各种原因拒绝手术或肿瘤负荷过大无法切除；

不适宜使用顺铂定义：患者年龄 >70 岁、PS>2、听力障碍、肾功能不全（肌酐清除率 <50ml/min）或具有 >1 级的神经病变[16]。

【注释】

对于局晚期口咽癌，目前缺乏手术（通常需要联合术后放疗或放化疗）与同期放化疗的前瞻性对照研究。治疗方式的选择应基于肿瘤的大小、位置、手术后可能的功能障碍、手术或放疗医生的治疗水平和经验，强烈建议多学科综合治疗团队对生活质量和治疗结果做出完整评估（治疗的有效性、功能维持、并发症等）后决定。分期 T3-4 的患者或手术有可能造成重要功能缺失时，应考虑同期放化疗。手术方式可选择经口入路或开放切除原发灶，经口手术能够提供更好的功能保护，有条件可选择 TLM 或 TORS[4]。在一项名为 ORATOR 的小样本前瞻性 II 期随机对照研究中，TORS 与放疗的疗效相当，但放疗组具有更好的治疗后 1 年吞咽相关的生活质量评分（MD Anderson Dysphagia Inventory [MDADI] score），因此两者的优劣性仍需大样本研究的验证[17]。颈部手术应采用选择性或根治性清扫淋巴结，如为 N2c 期或原发灶位于或靠近中线如软腭、舌根或咽后壁应考虑对侧颈部清扫，手术后需行术后放疗。

术后辅助放疗应在术后 6 周内进行，具有一般高危因素者（T3-4、N2-3、淋巴结位于IV或V区、脉管侵犯、周围神经浸润）建议术后单纯放疗，切缘阳性 / 不足或淋巴结包膜外侵者建议同期放化疗。研究显示，有淋巴结包膜外侵和 / 或镜下手术切缘距病灶 < 1mm 者接受了术后同期放化疗较单纯放疗者有明显的生存获益[16]。

对于局部晚期口咽癌，放疗联合顺铂是标准的治疗模式[9]。对于不适宜使用顺铂的患者，可给予放疗联合西妥昔单抗[13, 14]。放疗剂量通常为 66~70Gy，可分别联合顺铂（$100mg/m^2$，每 3 周一次，连续 3 次）或每周一次的西妥昔单抗（$400mg/m^2$，第 1 周，$250mg/m^2$，第 2~8 周）。对于 HPV 阳性患者，

2 项前瞻性随机研究证实放疗联合顺铂显著优于放疗联合西妥昔单抗[19, 20]。对于不适宜接受同期药物治疗的局部晚期患者可接受单纯放疗，特别是同期治疗生存获益不明确的高龄患者（>70 岁）[21]。对于分期 T4 或 N2c-N3 的患者，可考虑行诱导化疗以缩小肿瘤负荷，同时有可能降低远处转移的风险[10-12]。常用的诱导化疗方案是 TPF（多西他赛 75mg/m^2，第 1 天；顺铂 75mg/m^2，第 1 天；5-FU 750mg/m^2，第 1~5 天；每 3 周重复，连续 3~4 个周期）[15]。针对这部分患者，与直接同期放化疗相比，诱导化疗只有在一项前瞻性随机研究中显示能够改善生存，而该研究由于采用 2×2 随机设计（部分患者接受放疗联合西妥昔单抗）使得结果难以准确解读[22-25]。对于接受根治性放疗的 N2-3 患者，3 个月后的 PET/CT 对于残留病灶具有很高的诊断价值，如果显示完全缓解，则无需进行颈部淋巴结清扫[26, 27]。对于放疗 / 同期放化疗后肿瘤残留或局部复发的患者，推荐有条件者接受挽救性手术[28, 29]。

研究表明，HPV 阳性口咽癌的治疗预后显著优于阴性患者，因此目前的研究方向在于不影响疗效的前提下，通过结合 TORS、诱导化疗和预后判断降低治疗强度包括放疗剂量、照射范围和联合药物[30, 31]。但值得注意的是，HPV 阳性口咽癌的其他预后因素包括淋巴结分期和吸烟状态，并且通常需要较长时间随访来判断预后，因此各指南均不建议在常规临床实践中仅根据 HPV 状态决定个体化或降低强度的治疗策略[32, 33]。

参考文献

［1］ MEHANNA H, EVANS M, BEASLEY M, et al. Oropharyngeal cancer: United Kingdom National Multidisciplinary Guidelines. J Laryngol Otol, 2016, 130 (S2): S90-S96.

［2］ COSMIDIS A, RAME JP, DASSONVILLE O, et al. T1-T2 N0 oropharyngeal cancers treated with surgery alone. A GETTEC study. Eur Arch Otorhinolaryngol, 2004, 261 (5): 276-281.

［3］ MENDENHALL WM, MORRIS CG, AMDUR RJ, et al. Definitive radiotherapy for tonsillar squamous cell carcinoma. Am J Clin Oncol, 2006, 29 (3): 290-297.

［4］ GOLUSIŃSKI W, GOLUSIŃSKA-KARDACH E. Current role of surgery in the management of oropharyngeal cancer. Front Oncol, 2019, 9: 388.

［5］ PARK DA, LEE MJ, KIM SH, et al. Comparative safety and effectiveness of transoral robotic surgery versus open surgery for oropharyngeal cancer: A systematic review and meta-analysis. Eur J Surg Oncol, 2020, 46 (4 Pt A): 644-649.

［6］ NGUYEN AT, LUU M, MALLEN-ST CLAIR J, et al. Comparison of survival after transoral robotic surgery vs nonrobotic surgery in patients with early-stage oropharyngeal squamous cell carcinoma. JAMA Oncol, 2020, 6 (10): 1555-1562.

［7］ GROSS ND, HOLSINGER FC, MAGNUSON JS, et al. Robotics in otolaryngology and head and neck surgery: Recommendations for training and credentialing: A report of the 2015 AHNS education committee, AAO-HNS robotic task force and AAO-HNS sleep disorders committee. Head Neck, 2016, 38 Suppl 1: E151-E158.

[8] LIM YC, KOO BS, LEE JS, et al. Distributions of cervical lymph node metastases in oropharyngeal carcinoma: therapeutic implications for the N0 neck. Laryngoscope, 2006, 116 (7): 1148-1152.

[9] DENIS F, GARAUD P, BARDET E, et al. Final results of the 94-01 French Head and Neck Oncology and Radiotherapy Group randomized trial comparing radiotherapy alone with concomitant radiochemotherapy in advanced-stage oropharynx carcinoma. J Clin Oncol, 2004, 22 (1): 69-76.

[10] POSNER MR, HERSHOCK DM, BLAJMAN CR, et al. Cisplatin and fluorouracil alone or with docetaxel in head and neck cancer. N Engl J Med, 2007, 357 (17): 1705-1715.

[11] LORCH JH, GOLOUBEVA O, HADDAD RI, et al. Induction chemotherapy with cisplatin and fluorouracil alone or in combination with docetaxel in locally advanced squamous-cell cancer of the head and neck: long-term results of the TAX 324 randomised phase 3 trial. Lancet Oncol, 2011, 12 (2): 153-159.

[12] VERMORKEN JB, REMENAR E, VAN HERPEN C, et al. Cisplatin, fluorouracil, and docetaxel in unresectable head and neck cancer. N Engl J Med, 2007, 357 (17): 1695-1704.

[13] BONNER JA, HARARI PM, GIRALT J, et al. Radiotherapy plus cetuximab for squamous-cell carcinoma of the head and neck. N Engl J Med, 2006, 354 (6): 567-578.

[14] BONNER JA, HARARI PM, GIRALT J, et al. Radiotherapy plus cetuximab for locoregionally advanced head and neck cancer: 5-year survival data from a phase 3 randomised trial, and relation between cetuximab-induced rash and survival. Lancet Oncol, 2010, 11 (1): 21-28.

[15] ROSENTHAL DI, HARARI PM, GIRALT J, et al. Association of human papillomavirus and p16 status with outcomes in the IMCL-9815 Phase Ⅲ registration trial for patients with locoregionally advanced oropharyngeal squamous cell carcinoma of the head and neck treated with radiotherapy with or without cetuximab. J Clin Oncol, 2016, 34 (12): 1300-1308.

[16] AHN MJ, D'CRUZ A, VERMORKEN JB, et al. Clinical recommendations for defining platinum unsuitable head and neck cancer patient populations on chemoradiotherapy: A literature review. Oral Oncol, 2016, 53: 10-16.

[17] NICHOLS AC, THEURER J, PRISMAN E, et al. Radiotherapy versus transoral robotic surgery and neck dissection for oropharyngeal squamous cell carcinoma (ORATOR): an open-label, phase 2, randomised trial. Lancet Oncol, 2019, 20 (10): 1349-1359.

[18] BERNIER J, COOPER JS, PAJAK TF, et al. Defining risk levels in locally advanced head and neck cancers: a comparative analysis of concurrent postoperative radiation plus chemotherapy trials of the EORTC (#22931) and RTOG (#9501). Head Neck, 2005, 27 (10): 843-850.

[19] GILLISON ML, TROTTI AM, HARRIS J, et al. Radiotherapy plus cetuximab or cisplatin in human papillomavirus-positive oropharyngeal cancer (NRG Oncology RTOG 1016): a randomised, multi-

centre, non-inferiority trial. Lancet, 2019, 393 (10166): 40-50.

[20] MEHANNA H, ROBINSON M, HARTLEY A, et al. Radiotherapy plus cisplatin or cetuximab in low-risk human papillomavirus-positive oropharyngeal cancer (De-ESCALaTE HPV): an open-label randomised controlled phase 3 trial. Lancet, 2019, 393 (10166): 51-60.

[21] PIGNON JP, LE MAÎTRE A, MAILLARD E, et al. Meta-analysis of chemotherapy in head and neck cancer (MACH-NC): an update on 93 randomised trials and 17, 346 patients. Radiother Oncol, 2009, 92 (1): 4-14.

[22] HADDAD R, O'NEILL A, RABINOWITS G, et al. Induction chemotherapy followed by concurrent chemoradiotherapy (sequential chemoradiotherapy) versus concurrent chemoradiotherapy alone in locally advanced head and neck cancer (PARADIGM): a randomised phase 3 trial. Lancet Oncol, 2013, 14 (3): 257-264.

[23] COHEN EE, KARRISON TG, KOCHERGINSKY M, et al. Phase III randomized trial of induction chemotherapy in patients with N2 or N3 locally advanced head and neck cancer. J Clin Oncol, 2014, 32 (25): 2735-2743.

[24] HITT R, GRAU JJ, LÓPEZ-POUSA A, et al. A randomized phase III trial comparing induction chemotherapy followed by chemoradiotherapy versus chemoradiotherapy alone as treatment of unresectable head and neck cancer. Ann Oncol, 2014, 25 (1): 216-225.

[25] GHI MG, PACCAGNELLA A, FERRARI D, et al. Induction TPF followed by concomitant treatment

versus concomitant treatment alone in locally advanced head and neck cancer. A phase Ⅱ-Ⅲ trial. Ann Oncol, 2017, 28 (9): 2206-2212.

[26] MEHANNA H, WONG WL, MCCONKEY CC, et al. PET/CT surveillance versus neck dissection in advanced head and neck cancer. N Engl J Med, 2016, 374 (15): 1444-1454.

[27] VAN DEN WYNGAERT T, HELSEN N, CARP L, et al. Fluorodeoxyglucose-positron emission tomography/computed tomography after concurrent chemoradiotherapy in locally advanced head-and-neck squamous cell cancer: The ECLYPS Study. J Clin Oncol, 2017, 35 (30): 3458-3464.

[28] MEHANNA H, KONG A, AHMED SK. Recurrent head and neck cancer: United Kingdom National Multidisciplinary Guidelines. J Laryngol Otol, 2016, 130 (S2): S181-S190.

[29] MCSPADDEN R, ZENDER C, ESKANDER A. AHNS series: Do you know your guidelines？ Guideline recommendations for recurrent and persistent head and neck cancer after primary treatment. Head Neck. 2019 Jan; 41 (1): 7-15.

[30] TABERNA M, MENA M, PAVÓN MA, et al. Human papillomavirus-related oropharyngeal cancer. Ann Oncol, 2017, 28 (10): 2386-2398.

[31] BIGELOW EO, SEIWERT TY, FAKHRY C. Deintensification of treatment for human papillomavirus-related oropharyngeal cancer: Current state and future directions. Oral Oncol, 2020, 105: 104652.

[32] ANG KK, HARRIS J, WHEELER R, et al. Human papillomavirus and survival of patients with oropharyngeal cancer. N Engl J Med, 2010, 363 (1): 24-35.

早期和局部晚期头颈部鳞癌的治疗原则

［33］ FAKHRY C, ZHANG Q, GILLISON ML, et al. Validation of NRG oncology/RTOG-0129 risk groups for HPV-positive and HPV-negative oropharyngeal squamous cell cancer: Implications for risk-based therapeutic intensity trials. Cancer, 2019, 125 (12): 2027-2038.

3.3　喉癌的治疗

3.3.1　早期喉癌的治疗

分期	分层	Ⅰ级推荐	Ⅱ级推荐	Ⅲ级推荐
T1-2N0	适宜手术患者	手术[1, 2]（2A 类） 单纯放疗[1, 2]（2A 类）		
	不适宜手术患者	单纯放疗[1, 2]（2A 类）		

注：不适宜手术定义：患者身体条件不允许或由于各种原因拒绝手术。

【注释】

早期喉癌应采用手术或单纯放疗的单一治疗模式，系统性综述显示二者的总体疗效相近[2]。治疗方式的选择应基于肿瘤的大小、位置、手术后可能的功能障碍、手术或放疗医生的治疗水平和经验，强烈建议多学科综合治疗团队对发音功能、生活质量和治疗结果做出完整评估（治疗的有效性、功能维持、并发症等）后决定。手术方式可选择开放或经口入路切除原发灶，经口手术能够提供更好的功能保护，有条件可选择 TLM 或 TORS。早期喉癌累及声带前联合的治疗模式目前存在争议，荟萃分析显示无论采用 TLM 还是放疗均是局部复发的高危因素，开放性手术较 TLM 可能有较高的局控率[4-6]。目前缺乏开放性手术与放疗的对照研究，指南对于放疗的推荐大多基于功能保护上的优势[1, 2]。早期声门型喉癌极少发生颈部淋巴结转移，因此无需进行颈部淋巴结清扫；而对于声门上型喉癌，则需要进行双颈部 II ~ IV 区的选择性颈部淋巴结清扫。患者术后病理或组织学检测提示有高危因素时，需行术后放疗或放化疗，术后放疗的剂量通常为 60~66Gy。

根治性放疗前患者应进行饮食、言语和口腔的评估，放疗剂量通常为 66~70Gy。放疗靶区勾画应基于增强 CT, MRI 扫描可作为很好的辅助参考。早期声门型喉癌放疗靶区原则上包括原发灶即可，无需行预防性颈淋巴结引流区的照射。对于声门上型喉癌，放疗靶区包括原发灶和双颈部 II ~ IV 区淋巴结。放疗计划应至少采取三维适形，推荐调强放疗（IMRT）。

3.3.2 局部晚期喉癌的治疗

分期	分层 1	分层 2	Ⅰ级推荐	Ⅱ级推荐	Ⅲ级推荐
T1-2N1-3/T3 任何 N	适宜手术患者	适宜使用顺铂患者	手术 ± 放疗 / 放化疗[1, 2]（2A 类） 放疗 + 顺铂[7, 8]（1A 类） 诱导化疗→单纯放疗[9, 10]（1A 类）	放疗 + 西妥昔单抗[11, 12]（1B 类） 诱导化疗→放疗 + 西妥昔单抗[13, 14]（2A 类）	
		不适宜使用顺铂患者	手术[1, 2]（2A 类）	放疗 + 西妥昔单抗[11, 12]（1B 类） 单纯放疗[1]（2A 类）	
	不适宜手术患者	适宜使用顺铂患者	放疗 + 顺铂[7, 8]（1A 类） 诱导化疗→单纯放疗[15-17]（1B 类）	放疗 + 西妥昔单抗[11, 12]（1B 类）	
		不适宜使用顺铂患者	单纯放疗[1, 2]（2A 类）	放疗 + 西妥昔单抗[11, 12]（1B 类）	

局部晚期喉癌的治疗（续表）

分期	分层 1	分层 2	I 级推荐	II 级推荐	III 级推荐
T4 任何 N	适宜手术患者		手术 + 放疗 / 放化疗[1, 2]（2A 类）		
	不适宜手术患者	适宜使用顺铂患者	放疗 + 顺铂[18-20]（1A 类） 诱导化疗→单纯放疗[15-17]（1B 类）	放疗 + 西妥昔单抗[11, 12]（1B 类）	
		不适宜使用顺铂患者	单纯放疗[1, 2]（2A 类）	放疗 + 西妥昔单抗[11, 12]（1B 类）	

注：不适宜手术定义：患者身体条件不允许、由于各种原因拒绝手术或肿瘤负荷过大无法切除；

不适宜使用顺铂定义：患者年龄 >70 岁、PS>2、听力障碍、肾功能不全（肌酐清除率 <50ml/min）或具有 >1 级的神经病变[21]。

【注释】

对于局部晚期喉癌患者，除了 T1-2 和部分 T3 病灶以外（手术治疗参照前一节），大部分患者的手术治疗需要包括全喉切除术，通常需要联合术后放疗或放化疗。颈部手术应根据淋巴结转移部位采用选择性或根治性双颈部淋巴结清扫，至少包括 II～IV 区，必要时（如 T4）包括 V 区。术后辅助放疗应在术后 6 周内进行，具有一般高危因素者（T3-4、N2-3、周围神经浸润）建议术后单纯放疗，切缘阳性／不足或淋巴结包膜外侵者建议同期放化疗。研究显示，有淋巴结包膜外侵和／或镜下手术切缘距病灶 <1mm 者接受了术后同期放化疗较单纯放疗者有明显的生存获益[22]。

对于原发灶分期 T4 的患者，由于放疗的保喉和治疗效果欠佳，对于有手术切除可能的患者，强烈建议手术治疗。此外，ASCO 指南建议对于广泛的 T3、T4 病灶或者治疗前已经有喉功能严重受损的患者，全喉切除术可能具有更好的生存率和生活质量[2]。而对于其他有保喉意愿的患者，放疗联合顺铂是常用的治疗模式[7, 8]。对于不适宜使用顺铂的患者，可采用放疗联合西妥昔单抗[11, 12]。放疗剂量通常为 66~70Gy，可分别联合顺铂（$100mg/m^2$，每 3 周一次，连续 3 次）或每周一次的西妥昔单抗（$400mg/m^2$，第 1 周，$250mg/m^2$，第 2~8 周）。对于不适宜接受同期药物治疗的局部晚期患者可接受单纯放疗，特别是对于同期治疗生存获益不明确的高龄患者（>70 岁）[18]。对于接受根治性放疗的 N2-3 患者，3 个月后的 PET/CT 对于残留病灶具有很高的诊断价值，如果显示完全缓解，则无需进行颈部淋巴结清扫[23, 24]。对于放疗／同期放化疗后肿瘤残留或局部复发的患者，推荐有条件者接受挽救性手术，手术方式通常为全喉切除术[25, 26]。

诱导化疗是另一种喉保留的治疗策略，如果化疗后肿瘤达到完全或部分缓解，这部分患者后续接受单纯放疗或同期联合西妥昔单抗，否则接受全喉切除术[9, 10, 13, 14]。标准的诱导化疗方案是 TPF（多西他赛 $75mg/m^2$，第 1 天；顺铂 $75mg/m^2$，第 1 天；5-FU $750mg/m^2$，第 1~5 天；每 3 周重复，连续 3 个周期）。此外，对于肿瘤负荷过大无法切除或分期 T4 或 N2c-N3 的患者，也可以考虑行诱导化疗联合放疗的序贯治疗，在缩小肿瘤负荷同时，有可能降低远处转移的风险[15,16]。

参考文献

［1］ JONES TM, DE M, FORAN B, et al. Laryngeal cancer: United Kingdom National Multidisciplinary guidelines. J Laryngol Otol, 2016, 130 (S2): S75-S82.

［2］ FORASTIERE AA, ISMAILA N, LEWIN JS, et al. Use of larynx-preservation strategies in the treatment of laryngeal cancer: American Society of Clinical Oncology Clinical Practice Guideline Update. J Clin Oncol, 2018, 36 (11): 1143-1169.

［3］ WARNER L, CHUDASAMA J, KELLY CG, et al. Radiotherapy versus open surgery versus endolaryngeal surgery (with or without laser) for early laryngeal squamous cell cancer. Cochrane Database Syst Rev, 2014,(12): CD002027.

［4］ HENDRIKSMA M, SJÖGREN EV. Involvement of the anterior commissure in early glottic cancer (Tis-T2): a review of the literature. Cancers (Basel), 2019, 11 (9): 1234.

［5］ TULLI M, RE M, BONDI S, et al. The prognostic value of anterior commissure involvement in T1 glottic cancer: A systematic review and meta-analysis. Laryngoscope, 2020, 130 (8): 1932-1940.

［6］ WOLBER P, SCHWARZ D, STANGE T, et al. Surgical treatment for early stage glottic carcinoma with involvement of the anterior commissure. Otolaryngol Head Neck Surg, 2018, 158 (2): 295-302.

［7］ FORASTIERE AA, GOEPFERT H, MAOR M, et al. Concurrent chemotherapy and radiotherapy for organ preservation in advanced laryngeal cancer. N Engl J Med, 2003, 349 (22): 2091-2098.

［8］ FORASTIERE AA, ZHANG Q, WEBER RS, et al. Long-term results of RTOG 91-11: a comparison of three nonsurgical treatment strategies to preserve the larynx in patients with locally advanced larynx cancer. J Clin Oncol, 2013, 31 (7): 845-852.

［9］ POINTREAU Y, GARAUD P, CHAPET S, et al. Randomized trial of induction chemotherapy with cisplatin and 5-fluorouracil with or without docetaxel for larynx preservation. J Natl Cancer Inst, 2009, 101 (7): 498-506.

［10］ JANORAY G, POINTREAU Y, GARAUD P, et al. Long-term results of a multicenter randomized phase Ⅲ Trial of Induction Chemotherapy With Cisplatin, 5-fluorouracil, ± Docetaxel for Larynx Preservation. J Natl Cancer Inst, 2015, 108 (4): djv368.

［11］ BONNER JA, HARARI PM, GIRALT J, et al. Radiotherapy plus cetuximab for squamous-cell carcinoma of the head and neck. N Engl J Med, 2006, 354 (6): 567-578.

［12］ BONNER JA, HARARI PM, GIRALT J, et al. Radiotherapy plus cetuximab for locoregionally advanced head and neck cancer: 5-year survival data from a phase 3 randomised trial, and relation between cetuximab-induced rash and survival. Lancet Oncol, 2010, 11 (1): 21-28.

［13］ LEFEBVRE JL, POINTREAU Y, ROLLAND F, et al. Induction chemotherapy followed by either chemoradiotherapy or bioradiotherapy for larynx preservation: the TREMPLIN randomized phase

II study. J Clin Oncol, 2013, 31 (7): 853-859.

[14] JANORAY G, POINTREAU Y, ALFONSI M, et al. Induction chemotherapy followed by cisplatin or cetuximab concomitant to radiotherapy for laryngeal/hypopharyngeal cancer: Long-term results of the TREMPLIN randomised GORTEC trial. Eur J Cancer, 2020, 133: 86-93.

[15] POSNER MR, HERSHOCK DM, BLAJMAN CR, et al. Cisplatin and fluorouracil alone or with docetaxel in head and neck cancer. N Engl J Med, 2007, 357 (17): 1705-1715.

[16] LORCH JH, GOLOUBEVA O, HADDAD RI, et al. Induction chemotherapy with cisplatin and fluorouracil alone or in combination with docetaxel in locally advanced squamous-cell cancer of the head and neck: long-term results of the TAX 324 randomised phase 3 trial. Lancet Oncol, 2011, 12 (2): 153-159.

[17] VERMORKEN JB, REMENAR E, VAN HERPEN C, et al. Cisplatin, fluorouracil, and docetaxel in unresectable head and neck cancer. N Engl J Med, 2007, 357 (17): 1695-1704.

[18] PIGNON JP, BOURHIS J, DOMENGE C, et al. Chemotherapy added to locoregional treatment for head and neck squamous-cell carcinoma: three meta-analyses of updated individual data. MACH-NC Collaborative Group. Meta-Analysis of Chemotherapy on Head and Neck Cancer. Lancet, 2000, 355 (9208): 949-955.

[19] PIGNON JP, LE MAÎTRE A, MAILLARD E, et al. Meta-analysis of chemotherapy in head and neck cancer (MACH-NC): an update on 93 randomised trials and 17, 346 patients. Radiother

Oncol, 2009, 92 (1): 4-14.

[20] BLANCHARD P, BAUJAT B, HOLOSTENCO V, et al. Meta-analysis of chemotherapy in head and neck cancer (MACH-NC): a comprehensive analysis by tumour site. Radiother Oncol, 2011, 100 (1): 33-40.

[21] AHN MJ, D'CRUZ A, VERMORKEN JB, et al. Clinical recommendations for defining platinum unsuitable head and neck cancer patient populations on chemoradiotherapy: A literature review. Oral Oncol, 2016, 53: 10-16.

[22] BERNIER J, COOPER JS, PAJAK TF, et al. Defining risk levels in locally advanced head and neck cancers: a comparative analysis of concurrent postoperative radiation plus chemotherapy trials of the EORTC (#22931) and RTOG (#9501). Head Neck, 2005, 27 (10): 843-850.

[23] MEHANNA H, WONG WL, MCCONKEY CC, et al. PET/CT surveillance versus neck dissection in advanced head and neck cancer. N Engl J Med, 2016, 374 (15): 1444-1454.

[24] VAN DEN WYNGAERT T, HELSEN N, CARP L, et al. Fluorodeoxyglucose-positron emission tomography/computed tomography after concurrent chemoradiotherapy in locally advanced head-and-neck squamous cell cancer: The ECLYPS Study. J Clin Oncol, 2017, 35 (30): 3458-3464.

[25] MEHANNA H, KONG A, AHMED SK. Recurrent head and neck cancer: United Kingdom National Multidisciplinary Guidelines. J Laryngol Otol, 2016, 130 (S2): S181-S190.

[26] MCSPADDEN R, ZENDER C, ESKANDER A. AHNS series: Do you know your guidelines？Guideline recommendations for recurrent and persistent head and neck cancer after primary treatment. Head Neck, 2019, 41 (1): 7-15.

3.4 下咽癌的治疗

3.4.1 早期下咽癌的治疗

分期	分层	Ⅰ级推荐	Ⅱ级推荐	Ⅲ级推荐
T1-2N0	适宜手术患者	手术[1]（2A类） 单纯放疗[1]（2A类）		
	不适宜手术患者	单纯放疗[1]（2A类）		

注：不适宜手术定义：患者身体条件不允许或由于各种原因拒绝手术。

早期下咽癌应采用手术或单纯放疗的单一治疗模式，回顾性分析显示二者的总体疗效相近[2,3]。治疗方式的选择应基于肿瘤的大小、位置、手术后可能的功能障碍、手术或放疗医生的治疗水平和经验，强烈建议多学科综合治疗团队对生活质量和治疗结果做出完整评估（治疗的有效性、功能维持、并发症等）后决定。手术方式可选择开放或经口入路切除原发灶，经口手术能够提供更好的功能保护，有条件可选择 TLM 或 TORS。早期下咽癌具有隐匿性的颈淋巴结转移，因此除了原发灶切除外，需进行同侧Ⅱ~Ⅳ区的选择性颈部淋巴结清扫。如原发灶位于或靠近中线如咽后壁、环后隙或梨状窝内侧壁时，则应考虑对侧清扫以得到对侧颈淋巴结的实际分期。患者术后病理或组织学检测提示有高危因素时，需行术后放疗或放化疗，术后放疗的剂量通常为 60~66Gy。

根治性放疗前患者应进行饮食、言语和口腔的评估，放疗剂量通常为 66~70Gy。放疗靶区勾画应基于增强 CT，MRI 扫描可作为很好的辅助参考，放疗靶区包括原发灶和Ⅱ~Ⅳ区颈部淋巴结。原发灶为单侧可行同侧颈部淋巴结的预防性照射，如原发灶位于或靠近中线如咽后壁、环后隙或梨状窝内侧壁，则考虑双颈部照射。放疗计划应至少采取三维适形，推荐调强放疗（IMRT）。

3.4.2 局部晚期下咽癌的治疗

分期	分层 1	分层 2	I 级推荐	II 级推荐	III 级推荐
T1-2N1-3/ T3任何N	适宜手术患者	适宜使用顺铂患者	手术 ± 放疗 / 放化疗[1]（2A 类） 放疗 + 顺铂[4-6]（1A 类） 诱导化疗→单纯放疗[7, 8]（1A 类）	放疗 + 西妥昔单抗[9, 10]（1B 类） 诱导化疗→放疗 + 西妥昔单抗[11, 12]（2A 类）	
		不适宜使用顺铂患者	手术[1]（2A 类）	放疗 + 西妥昔单抗[9, 10]（1B 类） 单纯放疗[1]（2A 类）	
	不适宜手术患者	适宜使用顺铂患者	放疗 + 顺铂[4-6]（1A 类） 诱导化疗→单纯放疗[13-15]（1B 类）	放疗 + 西妥昔单抗[9, 10]（1B 类）	
		不适宜使用顺铂患者	单纯放疗[1]（2A 类）	放疗 + 西妥昔单抗[9, 10]（1B 类）	

分期	分层 1	分层 2	I 级推荐	II 级推荐	III 级推荐
T4 任何 N	适宜手术患者		手术 + 放疗 / 放化疗[1]（2A 类）		
	不适宜手术患者	适宜使用顺铂患者	放疗 + 顺铂[4-6]（1A 类）诱导化疗→单纯放疗[13-15]（1B 类）	放疗 + 西妥昔单抗[9, 10]（1B 类）	
		不适宜使用顺铂患者	单纯放疗[1]（2A 类）	放疗 + 西妥昔单抗[9, 10]（1B 类）	

注：不适宜手术定义：患者身体条件不允许、由于各种原因拒绝手术或肿瘤负荷过大无法切除；

不适宜使用顺铂定义：患者年龄 >70 岁、PS>2、听力障碍、肾功能不全（肌酐清除率 <50ml/min）或具有 >1 级的神经病变[16]

【注释】

对于局部晚期下咽癌患者，除了 T1 和部分 T2 病灶以外（手术治疗参照前一节），大部分患者的手术治疗需要包括全喉切除术，通常需要联合术后放疗或放化疗。颈部手术应采用选择性或根治性清扫淋巴结，如为 N2c 期或原发灶位于或靠近中线，如咽后壁、环后隙或梨状窝内侧壁，应考虑对侧颈部清扫。术后辅助放疗应在术后 6 周内进行，具有一般高危因素者（T3-4、N2-3、脉管侵犯、周围神经浸润），建议术后单纯放疗，切缘阳性/不足或淋巴结包膜外侵者建议同期放化疗。研究显示，有淋巴结包膜外侵和/或镜下手术切缘距病灶 <1mm 者，接受了术后同期放化疗较单纯放疗者有明显的生存获益[17]。

对于原发灶分期 T4 的患者，由于放疗的保喉和治疗效果欠佳，对于有手术切除可能的患者，强烈建议手术治疗。而对于其他有保喉意愿的患者，放疗联合顺铂是常用的治疗模式[4-6]。对于不适宜使用顺铂的患者，可给予放疗联合西妥昔单抗[9, 10]。放疗剂量通常为 66~70Gy，可分别联合顺铂（100mg/m², 每 3 周一次，连续 3 次）或每周一次的西妥昔单抗（400mg/m², 第 1 周，250mg/m², 第 2~8 周）。对于不适宜接受同期药物治疗的局部晚期患者可接受单纯放疗，特别是对于同期治疗生存获益不明确的高龄患者（> 70 岁）[5]。对于接受根治性放疗的 N2-3 患者，3 个月后的 PET/CT 对于残留病灶具有很高的诊断价值，如果显示完全缓解，则无需进行颈部淋巴结清扫[18, 19]。对于放疗/同期放化疗后肿瘤残留或局部复发的患者，推荐有条件者接受挽救性手术[20, 21]。

诱导化疗是另一种喉保留的治疗策略，如果化疗后肿瘤达到完全或部分缓解，这部分患者后续接受单纯放疗或同期联合西妥昔单抗，否则接受全喉切除术[7, 8, 11, 12]。标准的诱导化疗方案是 TPF（多西他赛 75mg/m², 第 1 天；顺铂 75mg/m², 第 1 天；5-FU 750mg/m², 第 1~5 天；每 3 周重复，连续 3 个周期）。此外，对于肿瘤负荷过大无法切除或分期 T4 或 N2c-N3 的患者，也可以考虑行诱导化疗联合放疗的序贯治疗，在缩小肿瘤负荷同时，有可能降低远处转移的风险[13-15]。针对这部分患者，与直接同期放化疗相比，诱导化疗只有在一项前瞻性随机研究中显示能够改善生存，而该研究由于采用 2×2 随机设计（部分患者接受放疗联合西妥昔单抗）使得结果难以准确解读[22-25]。

参考文献

[1] PRACY P, LOUGHRAN S, GOOD J, et al. Hypopharyngeal cancer: United Kingdom National Multi-disciplinary Guidelines. J Laryngol Otol, 2016, 130 (S2): S104-S110.

[2] MARTIN A, JÄCKEL MC, CHRISTIANSEN H, et al. Organ preserving transoral laser microsurgery for cancer of the hypopharynx. Laryngoscope, 2008, 118 (3): 398-402.

[3] RABBANI A, AMDUR RJ, MANCUSO AA, et al. Definitive radiotherapy for T1-T2 squamous cell carcinoma of pyriform sinus. Int J Radiat Oncol Biol Phys, 2008, 72 (2): 351-355.

[4] PIGNON JP, BOURHIA J, DOMENGE C, et al. Chemotherapy added to locoregional treatment for head and neck squamous-cell carcinoma: three meta-analyses of updated individual data. MACH-NC Collaborative Group. Meta-Analysis of Chemotherapy on Head and Neck Cancer. Lancet, 2000, 355 (9208): 949-955.

[5] PIGNON JP, LE MAÎTRE A, MAILLARD E, et al. Meta-analysis of chemotherapy in head and neck cancer (MACH-NC): an update on 93 randomised trials and 17, 346 patients. Radiother Oncol, 2009, 92 (1): 4-14.

[6] BLANCHARD P, BAUJAT B, HOLOSTENCO V, et al. Meta-analysis of chemotherapy in head and neck cancer (MACH-NC): a comprehensive analysis by tumour site. Radiother Oncol, 2011, 100 (1): 33-40.

［7］ POINTREAU Y, GARAUD P, CHAPET S, et al. Randomized trial of induction chemotherapy with cisplatin and 5-fluorouracil with or without docetaxel for larynx preservation. J Natl Cancer Inst, 2009, 101 (7): 498-506.

［8］ JANORAY G, POINTREAU Y, GARAUD P, et al. Long-term results of a multicenter randomized phase Ⅲ trial of induction chemotherapy with cisplatin, 5-fluorouracil, ± Docetaxel for Larynx Preservation. J Natl Cancer Inst, 2016, 108 (4): djv368.

［9］ BONNER JA, HARARI PM, GIRALT J, et al. Radiotherapy plus cetuximab for squamous-cell carcinoma of the head and neck. N Engl J Med, 2006, 354 (6): 567-578.

［10］ BONNER JA, HARARI PM, GIRALT J, et al. Radiotherapy plus cetuximab for locoregionally advanced head and neck cancer: 5-year survival data from a phase 3 randomised trial, and relation between cetuximab-induced rash and survival. Lancet Oncol, 2010, 11 (1): 21-28.

［11］ LEFEBVRE JL, POINTREAU Y, ROLLAND F, et al. Induction chemotherapy followed by either chemoradiotherapy or bioradiotherapy for larynx preservation: the TREMPLIN randomized phase Ⅱ study. J Clin Oncol, 2013, 31 (7): 853-859.

［12］ JANORAY G, POINTREAU Y, ALFONSI M, et al. Induction chemotherapy followed by cisplatin or cetuximab concomitant to radiotherapy for laryngeal/hypopharyngeal cancer: Long-term results of the TREMPLIN randomised GORTEC trial. Eur J Cancer, 2020, 133: 86-93.

［13］ POSNER MR, HERSHOCK DM, BLAJMAN CR, et al. Cisplatin and fluorouracil alone or with

早期和局部晚期头颈部鳞癌的治疗原则

docetaxel in head and neck cancer. N Engl J Med, 2007, 357 (17): 1705-1715.

[14] LORCH JH, GOLOUBEVA O, HADDAD RI, et al. Induction chemotherapy with cisplatin and fluorouracil alone or in combination with docetaxel in locally advanced squamous-cell cancer of the head and neck: long-term results of the TAX 324 randomised phase 3 trial. Lancet Oncol, 2011, 12 (2): 153-159.

[15] VERMORKEN JB, REMENAR E, VAN HERPEN C, et al. Cisplatin, fluorouracil, and docetaxel in unresectable head and neck cancer. N Engl J Med, 2007, 357 (17): 1695-1704.

[16] AHN MJ, D'CRUZ A, VERMORKEN JB, et al. Clinical recommendations for defining platinum unsuitable head and neck cancer patient populations on chemoradiotherapy: A literature review. Oral Oncol, 2016, 53: 10-16.

[17] BERNIER J, COOPER JS, PAJAK TF, et al. Defining risk levels in locally advanced head and neck cancers: a comparative analysis of concurrent postoperative radiation plus chemotherapy trials of the EORTC (#22931) and RTOG (#9501). Head Neck, 2005, 27 (10): 843-850.

[18] MEHANNA H, WONG WL, MCCONKEY CC, et al. PET/CT Surveillance versus Neck Dissection in Advanced Head and Neck Cancer. N Engl J Med, 2016, 374 (15): 1444-1454.

[19] VAN DEN WYNGAERT T, HELSEN N, CARP L, et al. Fluorodeoxyglucose-positron emission tomography/computed tomography after concurrent chemoradiotherapy in locally advanced head-and-neck squamous cell cancer: The ECLYPS Study. J Clin Oncol, 2017, 35 (30): 3458-3464.

[20] MEHANNA H, KONG A, AHMED SK. Recurrent head and neck cancer: United Kingdom National Multidisciplinary Guidelines. J Laryngol Otol, 2016, 130 (S2): S181-S190.

[21] MCSPADDEN R, ZENDER C, ESKANDER A. AHNS series: Do you know your guidelines? Guideline recommendations for recurrent and persistent head and neck cancer after primary treatment. Head Neck, 2019, 41 (1): 7-15.

[22] HADDAD R, O'NEILL A, RABINOWITS G, et al. Induction chemotherapy followed by concurrent chemoradiotherapy (sequential chemoradiotherapy) versus concurrent chemoradiotherapy alone in locally advanced head and neck cancer (PARADIGM): a randomised phase 3 trial. Lancet Oncol, 2013, 14 (3): 257-264.

[23] COHEN EE, KARRISON TG, KOCHERGINSKY M, et al. Phase III randomized trial of induction chemotherapy in patients with N2 or N3 locally advanced head and neck cancer. J Clin Oncol, 2014, 32 (25): 2735-2743.

[24] HITT R, GRAU JJ, LÓPEZ-POUSA A, et al. A randomized phase III trial comparing induction chemotherapy followed by chemoradiotherapy versus chemoradiotherapy alone as treatment of unresectable head and neck cancer. Ann Oncol, 2014, 25 (1): 216-225.

[25] GHI MG, PACCAGNELLA A, FERRARI D, et al. Induction TPF followed by concomitant treatment versus concomitant treatment alone in locally advanced head and neck cancer. A phase II - III trial. Ann Oncol, 2017, 28 (9): 2206-2212.

3.5 鼻咽癌的治疗

3.5.1 早期鼻咽癌的治疗

分期	分层	Ⅰ级推荐	Ⅱ级推荐	Ⅲ级推荐
T1N0		单纯放疗[1] （2A 类）		
T1N1/T2N0-1	适宜使用顺铂患者	单纯放疗[1, 2] （2A 类） 放疗 + 顺铂[3, 4] （1B 类）		
	不适宜使用顺铂患者	单纯放疗[1, 2] （2A 类）		

注：不适宜使用顺铂定义：患者年龄 >70 岁、PS>2、听力障碍、肾功能不全（肌酐清除率 < 50ml/min）或具有 >1 级的神经病变[5]。

【注释】

Ⅰ期鼻咽癌（T1N0）应采用单纯放疗的治疗模式。根治性放疗前患者应进行饮食、言语和口腔的评估，放疗剂量通常为66~70Gy（鼻咽）和54~60Gy（区域颈部淋巴结，包括双侧咽后、Ⅱ~Ⅲ、Va区）。放疗计划应至少采取三维适形，强烈推荐调强放疗（IMRT）[6]。

Ⅱ期鼻咽癌（T1N1/T2N0-1）的治疗存在较大争议。虽然一项前瞻性随机研究证实了同期放化疗的优越性，但放疗仅采用二维照射的技术，并且疾病分期并未采用国际标准的UICC/AJCC分期[3,4]。多项回顾性研究显示采用IMRT技术的单纯放疗对于中期鼻咽癌具有很好的治疗效果，但其中T2N1的患者具有较高的远处转移发生率，提示似乎更应该同期联合化疗[7-9]。近期发表的一项前瞻性Ⅱ期随机对照研究显示，无论是总生存、局部控制还是远处转移，IMRT和同期放化疗均没有差别[10]。放疗剂量通常为66~70Gy（鼻咽）和54~60Gy（区域颈部淋巴结，包括双侧咽后、Ⅱ~Ⅲ、Va区，N1患者还应包括Ⅳ和Vb区），并遵循行业的指南[11]。

3.5.2 局部晚期鼻咽癌的治疗

分期	分层	I 级推荐	II 级推荐	III 级推荐
T1-2N2-3/ T3-4 任何 N	适宜使用 顺铂患者	放疗 + 顺铂[12-16] （1A 类） 诱导化疗→放疗 + 顺铂[22-24] （1A 类）	放疗 + 顺铂→辅助化 疗[12-14]（1B 类）	
	不适宜使用顺 铂患者	单纯放疗[1, 2] （2A 类） 放疗 + 卡铂[17] （2A 类）	放疗 + 奈达铂[18] （1B 类） 放疗 + 奥沙利铂[19, 20] （1B 类） 放疗 + 西妥昔单抗 / 尼妥珠单抗[21] （2A 类）	

注：不适宜使用顺铂定义：患者年龄 >70 岁、PS>2、听力障碍、肾功能不全（肌酐清除率 < 50ml/min）或具有 >1 级的神经病变[5]。

【注释】

局部晚期鼻咽癌应采用同期放化疗的治疗模式，其中顺铂是最常用的药物[25]。放疗剂量通常为66~70Gy（鼻咽）和54~60Gy（区域颈部淋巴结，包括双侧咽后、Ⅱ~Ⅴb区），并遵循行业的指南[11]。对于适宜使用顺铂的患者，可选方案包括单次方案（100mg/m²，每3周一次，连续3次）、分次方案（25mg/m²，第1~4天，每3周一次，连续3次）或者每周方案（40mg/m²，每周一次）[12-16]。对于不适宜使用顺铂的患者，可选方案包括卡铂（100mg/m²，每周一次，连续6次）、奈达铂（100mg/m²，每3周一次，连续3次）和奥沙利铂（70mg/m²，每周一次，连续6次）[17-20]。对于不适宜接受化疗的患者，放疗联合西妥昔单抗或尼妥珠单抗是可选方案，但缺乏随机对照研究的证据[21]。

诱导化疗继以同期放化疗是局部晚期鼻咽癌的另一种治疗模式，临床通常用于Ⅳ期或肿瘤进展迅速的患者。以往的荟萃分析提示，诱导化疗有助于改善局控，但并没有改善总生存[26]。但在近期发表的2项针对局部晚期鼻咽癌（排除T3-4N0）的前瞻性随机对照研究中，分别给予3个周期的GP方案（吉西他滨1 000mg/m²，第1，8天；顺铂80mg/m²，第1天；每3周重复）或改良的TPF方案（多西他赛60mg/m²，第1天；顺铂60mg/m²，第1天；5-FU 600mg/m²，第1~5天；每3周重复），能够在IMRT联合顺铂（100mg/m²，每3周一次，连续3次）的同期放化疗基础上显著改善了包括总生存在内的各项研究终点[22-24]。

同期放化疗继以辅助化疗是局部晚期鼻咽癌的另一种可选治疗模式，但以往研究提示由于放疗的毒性导致完成度并不理想。虽然早期的随机研究提示这一模式相较单纯放疗能够改善总生存，但并不能排除获益主要来自于同期放化疗[12-14]。随后的设计良好的随机研究和荟萃分析显示，在同期放化疗的基础上联合辅助化疗并没有改善疗效，反而增加了近期毒性[27-29]。因此，辅助化疗的作用仍然存在很多争议，即便对于放疗后 EBV DNA 有残留的高危患者，随机研究并未证明辅助化疗的获益[30]。

参考文献

[1] LANG J, HU C, LU T, et al. Chinese expert consensus on diagnosis and treatment of nasopharyngeal carcinoma: evidence from current practice and future perspectives. Cancer Manag Res, 2019, 11: 6365-6376.

[2] CHEN YP, ISMAILA N, CHUA MLK, et al. Chemotherapy in Combination with Radiotherapy for Definitive-Intent Treatment of Stage Ⅱ - ⅣA Nasopharyngeal Carcinoma: CSCO and ASCO Guideline. J Clin Oncol 2021; 39: 840-859.

[3] CHEN QY, WEN YF, GUO L, et al. Concurrent chemoradiotherapy vs radiotherapy alone in stage Ⅱ nasopharyngeal carcinoma: phase Ⅲ randomized trial. J Natl Cancer Inst, 2011, 103 (23): 1761-1770.

[4] LI XY, CHEN QY, SUN XS, et al. Ten-year outcomes of survival and toxicity for a phase Ⅲ randomised trial of concurrent chemoradiotherapy versus radiotherapy alone in stage Ⅱ nasopharyngeal carcinoma. Eur J Cancer, 2019, 110: 24-31.

[5] AHN MJ, D'CRUZ A, VERMORKEN JB, et al. Clinical recommendations for defining platinum unsuitable head and neck cancer patient populations on chemoradiotherapy: A literature review. Oral Oncol, 2016, 53: 10-16.

［6］ PENG G, WANG T, YANG KY, et al. A prospective, randomized study comparing outcomes and toxicities of intensity-modulated radiotherapy vs. conventional two-dimensional radiotherapy for the treatment of nasopharyngeal carcinoma. Radiother Oncol, 2012, 104 (3): 286-293.

［7］ SU SF, HAN F, ZHAO C, et al. Long-term outcomes of early-stage nasopharyngeal carcinoma patients treated with intensity-modulated radiotherapy alone. Int J Radiat Oncol Biol Phys, 2012, 82 (1): 327-333.

［8］ LUO S, ZHAO L, WANG J, et al. Clinical outcomes for early-stage nasopharyngeal carcinoma with predominantly WHO Ⅱ histology treated by intensity-modulated radiation therapy with or without chemotherapy in nonendemic region of China. Head Neck, 2014, 36 (6): 841-847.

［9］ GUO Q, LU T, LIN S, et al. Long-term survival of nasopharyngeal carcinoma patients with Stage Ⅱ in intensity-modulated radiation therapy era. Jpn J Clin Oncol, 2016, 46 (3): 241-247.

［10］ HUANG X, CHEN X, ZHAO C, et al. Adding concurrent chemotherapy to intensity-modulated radiotherapy does not improve treatment outcomes for stage Ⅱ Nasopharyngeal carcinoma: a phase 2 multicenter clinical trial. Front Oncol, 2020, 10: 1314.

［11］ LEE AW, NG WT, PAN JJ, et al. International guideline on dose prioritization and acceptance criteria in radiation therapy planning for nasopharyngeal carcinoma. Int J Radiat Oncol Biol Phys, 2019, 105: 567-580.

［12］ AL-SARRAF M, LEBLANC M, GIRI PG, et al. Chemoradiotherapy versus radiotherapy in patients with advanced nasopharyngeal cancer: phase Ⅲ randomized Intergroup study 0099. J Clin Oncol, 1998, 16 (4): 1310-1317.

[13] LEE AW, TUNG SY, CHUA DT, et al. Randomized trial of radiotherapy plus concurrent-adjuvant chemotherapy vs radiotherapy alone for regionally advanced nasopharyngeal carcinoma. J Natl Cancer Inst, 2010, 102 (15): 1188-1198.

[14] WEE J, TAN EH, TAI BC, et al. Randomized trial of radiotherapy versus concurrent chemoradiotherapy followed by adjuvant chemotherapy in patients with American Joint Committee on Cancer/International Union against cancer stage Ⅲ and Ⅳ nasopharyngeal cancer of the endemic variety. J Clin Oncol, 2005, 23 (27): 6730-6738.

[15] CHAN AT, TEO PM, NGAN RK, et al. Concurrent chemotherapy-radiotherapy compared with radiotherapy alone in locoregionally advanced nasopharyngeal carcinoma: progression-free survival analysis of a phase Ⅲ randomized trial. J Clin Oncol, 2002, 20 (8): 2038-2044.

[16] CHAN AT, LEUNG SF, NGAN RK, et al. Overall survival after concurrent cisplatin-radiotherapy compared with radiotherapy alone in locoregionally advanced nasopharyngeal carcinoma. J Natl Cancer Inst, 2005, 97 (7): 536-539.

[17] CHITAPANARUX I, LORVIDHAYA V, KAMNERDSUPAPHON P, et al. Chemoradiation comparing cisplatin versus carboplatin in locally advanced nasopharyngeal cancer: randomised, non-inferiority, open trial. Eur J Cancer, 2007, 43 (9): 1399-1406.

[18] TANG LQ, CHEN DP, GUO L, et al. Concurrent chemoradiotherapy with nedaplatin versus cisplatin in stage Ⅱ - ⅣB nasopharyngeal carcinoma: an open-label, non-inferiority, randomised phase 3 trial.

Lancet Oncol, 2018, 19 (4): 461-473.

[19] ZHANG L, ZHAO C, PENG PJ, et al. Phase III study comparing standard radiotherapy with or without weekly oxaliplatin in treatment of locoregionally advanced nasopharyngeal carcinoma: preliminary results. J Clin Oncol, 2005, 23 (33): 8461-8468.

[20] WU X, HUANG PY, PENG PJ, et al. Long-term follow-up of a phase III study comparing radiotherapy with or without weekly oxaliplatin for locoregionally advanced nasopharyngeal carcinoma. Ann Oncol, 2013, 24 (8): 2131-2136.

[21] YOU R, SUN R, HUA YJ, et al. Cetuximab or nimotuzumab plus intensity-modulated radiotherapy versus cisplatin plus intensity-modulated radiotherapy for stage II - IVb nasopharyngeal carcinoma. Int J Cancer, 2017, 141 (6): 1265-1276.

[22] ZHANG Y, CHEN L, HU G-Q, et al. Gemcitabine and cisplatin induction chemotherapy in nasopharyngeal carcinoma. N Engl J Med, 2019, 381 (12): 1124-1135.

[23] SUN Y, LI WF, CHEN NY, et al. Induction chemotherapy plus concurrent chemoradiotherapy versus concurrent chemoradiotherapy alone in locoregionally advanced nasopharyngeal carcinoma: a phase 3, multicentre, randomised controlled trial. Lancet Oncol, 2016, 17 (11): 1509-1520.

[24] LI WF, CHEN NY, ZHANG N, et al. Concurrent chemoradiotherapy with/without induction chemotherapy in locoregionally advanced nasopharyngeal carcinoma: Long-term results of phase 3 randomized controlled trial. Int J Cancer, 2019, 145 (1): 295-305.

[25] BLANCHARD P, LEE A, MARGUET S, et al. Chemotherapy and radiotherapy in nasopharyngeal carcinoma: an update of the MAC-NPC meta-analysis. Lancet Oncol, 2015, 16 (6): 645-655.

[26] RIBASSIN-MAJED L, MARGUET S, LEE AWM, et al. What is the best treatment of locally advanced nasopharyngeal carcinoma? An individual patient data network meta-analysis. J Clin Oncol, 2017, 35 (5): 498-505.

[27] CHEN L, HU CS, CHEN XZ, et al. Concurrent chemoradiotherapy plus adjuvant chemotherapy versus concurrent chemoradiotherapy alone in patients with locoregionally advanced nasopharyngeal carcinoma: a phase 3 multicentre randomised controlled trial. Lancet Oncol, 2012, 13 (2): 163-171.

[28] CHEN L, HU CS, CHEN XZ, et al. Adjuvant chemotherapy in patients with locoregionally advanced nasopharyngeal carcinoma: Long-term results of a phase 3 multicentre randomised controlled trial. Eur J Cancer, 2017, 75: 150-158.

[29] CHEN YP, WANG ZX, CHEN L, et al. A Bayesian network meta-analysis comparing concurrent chemoradiotherapy followed by adjuvant chemotherapy, concurrent chemoradiotherapy alone and radiotherapy alone in patients with locoregionally advanced nasopharyngeal carcinoma. Ann Oncol, 2015, 26 (1): 205-211.

[30] CHAN ATC, HUI EP, NGAN RKC, et al. Analysis of plasma Epstein-Barr virus DNA in nasopharyngeal cancer after chemoradiation to identify high-risk patients for adjuvant chemotherapy: A randomized controlled trial. J Clin Oncol, 2018, 36: JCO2018777847.

4 原发不明颈部淋巴结转移性鳞癌

内容	分层 1	分层 2	I 级推荐	II 级推荐	III 级推荐
临床诊断			体格检查 颈部增强 CT 口咽增强 MRI 鼻咽增强 MRI 直接或间接鼻咽镜和喉镜（淋巴结位于 I ~ III 区和 VA 区） 直接喉镜、食管镜和气管镜（淋巴结位于 IV 区和 VB 区） 胸部和腹部增强 CT	PET/CT	
病理诊断			颈部淋巴结穿刺活检 p16 免疫组化检测 EBER 原位杂交检测	HPV DNA 或 RNA 检测	
外科诊断			全麻下口腔或口咽可疑病灶的触诊、视诊或活检 全麻下直接内镜检查（同上）	诊断性扁桃体切除术	
治疗原则	p16 阳性		参照口咽癌相关章节（T0）的治疗		
	EBER 阳性		参照鼻咽癌相关章节（T0）的治疗		
	P16 或 EBER 阴性	N1	手术 + 放疗	放疗	
		N2	手术 + 放疗 / 放化疗	放化疗	
		N3	手术 + 放化疗 放化疗	诱导化疗→放疗 / 放化疗	
		M1	参照复发 / 转移性头颈鳞癌章节的远处转移治疗		

原发不明颈部淋巴结转移性鳞癌

【注释】

原发不明颈部淋巴结转移性鳞癌（squamous cell carcinoma of unknown primary，SCCUP）约占所有头颈部肿瘤的 2%~5%，通常是指经过详尽的体格检查、内镜，以及影像学仍然无法发现原发病灶的颈部转移性鳞癌[1]。研究表明，PET/CT 在常规检查的基础上有助于发现隐匿的原发病灶，对于阳性患者应进行相应病灶的活检，对于阴性患者也应在全麻下进行可疑病灶的触诊、视诊及根据累及淋巴结分区的直接内镜检查[2,3]。与传统内镜相比，窄带成像技术（narrow bang imaging）更有助于发现微小和浅表病灶[4]。在西方国家中，由于口咽癌特别是 p16 阳性口咽癌在 SCCUP 中占有很高的发生比例，ASCO 指南推荐常规进行诊断性扁桃体切除术[5]。但由于国内隐匿性鼻咽癌的发生比例较高，这一诊断性手术在国内的临床价值尚不明确，故推荐在有经验的中心或 p16 阳性的患者中进行。

针对转移性淋巴结进行 p16 免疫组化和 EBER 原位杂交检测至关重要，检测结果与组织学形态，以及淋巴结分区相结合有助于提示并发现原发病灶。对于 p16 阳性的 SCCUP，如果淋巴结位于 Ⅱ~Ⅳ区，高度提示口咽来源。对于 EBER 阳性的 SCCUP，如果淋巴结位于 Ⅱ 区、Ⅲ 区、Ⅳ 区或咽后部位，高度提示鼻咽来源。根据 UICC/AJCC TNM 第 8 版分期，p16 阳性或 EBER 阳性 SCCUP 分别被确定为 p16 阳性口咽癌或鼻咽癌 T0，以及相应的淋巴结定义，而阴性患者则具有独立的分期。

由于 SCCUP 的治疗证据大多来源于回顾性分析，其治疗原则或指南存在很大的争议[5-7]。对于 p16 阳性的 SCCUP，荟萃分析显示其预后显著优于 p16 阴性患者，但是否需要进行个体化特别是降低强度的治疗尚存在争议[8]。对于 EBER 阳性或高度提示鼻咽来源（如咽后淋巴结累及）的

SCCUP，两项前瞻性研究证明局部放疗（包括鼻咽和双颈部）具有良好的生存率和局控率，而同期化疗或诱导化疗可用于具有 N2-3 的患者[9, 10]。对于 p16 或 EBER 阴性的 SCCUP，根据淋巴结分期进行单侧或双侧淋巴结清扫是常规的治疗选择，其有助于明确淋巴结分期和包膜外侵犯的情况，从而有效指导后续的辅助放疗或放化疗选择。对于无法接受手术的患者，根据淋巴结分期进行局部放疗是合理的治疗选择，具有 N3 或淋巴结包膜外侵犯的患者，通常需要接受同期放化疗或诱导化疗。对于放疗的照射范围目前仍有争议，传统的全黏膜腔照射（total mucosal irradiation）联合双侧颈部照射具有良好的黏膜腔和颈部淋巴结控制率，初步证据表明选择性的黏膜腔照射有利于降低放疗毒性，而单侧颈部照射大多适用于具有 N1 的患者[11-13]。放疗剂量通常为 66~70Gy（累及的区域淋巴结）、54~60Gy（临床可疑的原发灶黏膜腔）和 45~50Gy（未累及的区域淋巴结），并遵循行业的指南[14]。对于具有 M1 的 SCCUP，应参照复发 / 转移性头颈部鳞癌关于远处转移的相关治疗推荐。

参考文献

[1] MOY J, LI R. Approach to the patient with unknown primary squamous cell carcinoma of the head and neck. Curr Treat Options Oncol, 2020, 21 (12): 93.

[2] ALBERTSON M, CHANDRA S, SAYED Z, et al. PET/CT Evaluation of Head and neck cancer of unknown primary. Semin Ultrasound CT MR, 2019, 40 (5): 414-423.

[3] GOLUSINSKI P, DI MAIO P, PEHLIVAN B, et al. Evidence for the approach to the diagnostic evalu-

ation of squamous cell carcinoma occult primary tumors of the head and neck. Oral Oncol, 2019, 88: 145-152.

[4] DI MAIO P, IOCCA O, DE VIRGILIO A, et al. Narrow band imaging in head and neck unknown primary carcinoma: A systematic review and meta-analysis. Laryngoscope, 2020, 130 (7): 1692-1700.

[5] MAGHAMI E, ISMAILA N, ALVAREZ A, et al. Diagnosis and management of squamous cell carcinoma of unknown primary in the head and neck: ASCO Guideline. J Clin Oncol, 2020, 38 (22): 2570-2596.

[6] MACKENZIE K, WATSON M, JANKOWSKA P, et al. Investigation and management of the unknown primary with metastatic neck disease: United Kingdom National Multidisciplinary Guidelines. J Laryngol Otol, 2016, 130 (S2): S170-S175.

[7] National Comprehensive Cancer Network. NCCN clinical practice guidelines: head and neck cancers, version 1, 2021. Ft. Washington, PA: NCCN, 2021.

[8] REN J, YANG W, SU J, et al. Human papillomavirus and p16 immunostaining, prevalence and prognosis of squamous carcinoma of unknown primary in the head and neck region. Int J Cancer, 2019, 145 (6): 1465-1474.

[9] DU C, YING H, ZHANG Y, et al. Treatment for retropharyngeal metastatic undifferentiated squamous cell carcinoma from an unknown primary site: results of a prospective study with irradiation to nasopharyngeal mucosa plus bilateral neck. Oncotarget, 2017, 8 (26): 42372-42381.

原发不明颈部淋巴结转移性鳞癌

[10] DOU S, LI R, ZHANG L, et al. Long-term results of elective mucosal irradiation for head and neck cancer of unknown primary in Chinese population: The EMICUP study. Cancer Med, 2020, 9 (5): 1712-1720.

[11] RICHARDS TM, BHIDE SA, MIAH AB, et al. Total mucosal irradiation with intensity-modulated radiotherapy in patients with head and neck carcinoma of unknown primary: a pooled analysis of two prospective studies. Clin Oncol (R Coll Radiol), 2016, 28 (9): e77-84.

[12] KAMAL M, MOHAMED A, FULLER CD, et al. Outcomes of patients diagnosed with carcinoma metastatic to the neck from an unknown primary source and treated with intensity-modulated radiation therapy. Cancer, 2018, 124 (7): 1415-1427.

[13] PFLUMIO C, TROUSSIER I, SUN XS, et al. Unilateral or bilateral irradiation in cervical lymph node metastases of unknown primary? A retrospective cohort study. Eur J Cancer, 2019, 111: 69-81.

[14] CABRERA RODRÍGUEZ J, CACICEDO J, GIRALT J, et al. GEORCC recommendations on target volumes in radiotherapy for Head Neck Cancer of Unkown Primary. Crit Rev Oncol Hematol, 2018, 130: 51-59.

5 复发 / 转移性头颈部鳞癌的治疗

5.1 复发 / 转移性头颈部鳞癌（非鼻咽癌）的治疗

分期	分层 1	分层 2	I 级推荐	II 级推荐	III 级推荐
局部和/或颈部复发	适宜手术患者		手术[1-2]（2A 类）		
	不适宜手术患者	既往未行放疗	放疗[1-2]（2A 类）		
		既往行放疗	参照远处转移	再程放疗[1-2]（2A 类）	
远处转移		一线治疗	帕博利珠单抗 + 顺铂 / 卡铂 + 5-FU[3]（1A 类） 帕博利珠单抗（CPS ≥ 1）[3]（1A 类） 顺铂 / 卡铂 +5-FU+ 西妥昔单抗[4-6]（1A 类） 顺铂 + 多西他赛 + 西妥昔单抗[7]（1A 类） 顺铂 / 卡铂 + 紫杉醇 ± 西妥昔单抗[8, 9]（2A 类）	顺铂 / 卡铂 +5-FU[10]（1A 类） 顺铂 + 西妥昔单抗[11, 12]（2A 类） 紫杉醇 + 西妥昔单抗[13]（2A 类）	
		二线或挽救治疗	纳武利尤单抗[14-16]（1A 类）	帕博利珠单抗[17]（1A 类） 甲氨蝶呤[18]（2A 类） 多西他赛[19]（2A 类） 紫杉醇[20]（2A 类） 西妥昔单抗[21]（2A 类）	阿法替尼[22, 23]（1A 类）

注：不适宜手术定义：患者身体条件不允许、由于各种原因拒绝手术或肿瘤负荷过大无法切除。

【注释】

对于复发性头颈部鳞癌患者，无论是对于原发病灶或颈部淋巴结，挽救性手术是常用的根治性治疗手段，而手术方式需要根据病灶的部位进行调整。对于不适宜手术的患者，挽救性放疗适用于既往未接受过放疗的患者，而再程放疗由于对放疗技术有较高的要求和较大的并发症，推荐在有经验的中心有选择地进行。对于无法再次接受局部根治性治疗的患者，需要和转移性患者一样接受姑息性系统治疗或最佳支持治疗[1, 2]。

姑息性化疗是大部分复发转移性头颈部鳞癌的治疗手段，顺铂联合 5-FU（PF 方案）或联合紫杉醇类是常用的一线化疗方案选择，如果患者不适宜接受顺铂，可以用卡铂替代[11]。表皮生长因子受体（EGFR）是头颈部鳞癌重要的预后因素和治疗靶点。一项名为 EXTREME 的前瞻性Ⅲ期随机研究证实，在铂类联合 5-FU 的化疗基础上联合西妥昔单抗（EXTREME 方案）显著延长了总生存期，同时改善了生活质量[4, 5]。在针对中国患者的名为 CHANGE-2 的随机对照研究中，同样验证了联合西妥昔单抗对于肿瘤缓解率和生存率的获益，并且毒性与西方人群没有显著差别，从而促使了西妥昔单抗在 2020 年 3 月的国内适应证获批[6]。在一项名为 TPExtreme 的前瞻性Ⅲ期随机研究中，TPEx 方案（多西他赛，顺铂和西妥昔单抗）的疗效与 EXTREME 方案类似，并且具有较小的毒性和较好的耐受性[7]。对于一线无法耐受联合化疗的患者，顺铂联合西妥昔单抗是合理的选择[11, 12]。对于一线无法耐受铂类药物（如高龄）的患者，紫杉醇单药联合西妥昔单抗是合理的选择[13]。

近年来，免疫检查点抑制剂如抗 PD-1 单抗在晚期头颈部鳞癌的治疗中得到了迅速的发展，并得到了国际上多个指南的推荐[24-26]。在一项名为 KEYNOTE-048 的前瞻性随机对照研究中，帕博利珠单抗单药或者联合化疗分别在 PD-L1 表达阳性（综合阳性评分，CPS ≥ 1）或未经选择的人群中在总生存期方面优于 EXTREME 方案，并于 2019 年 6 月被美国 FDA 批准用于一线复发转移性头颈部鳞癌，并于 2020 年 12 月在国内获批帕博利珠单抗单药的适应证（CPS ≥ 20）[3]。

对于一线铂类药物治疗失败的复发转移性头颈部鳞癌，目前的标准治疗是抗 PD-1 单抗单药治疗，2016 年美国 FDA 连续批准了纳武利尤单抗和帕博利珠单抗在这一领域的适应证，而纳武利尤单抗也于 2019 年 10 月在中国获批（PD-L1 阳性）。在这两种抗 PD-1 单抗的前瞻性Ⅲ期随机对照研究中（CheckMate-141 和 KEYNOTE-040），对于以往铂类药物治疗后 6 个月内进展的患者，与研究者的选择方案相比显著延长了总生存期，并且改善了生活质量[14-17]。在化疗药物方面，国外常用的化疗药物为甲氨蝶呤[18]。如果一线没有接受过紫杉类药物，二线使用紫杉醇或多西他赛具有一定的挽救治疗效果[19, 20]。在靶向药物方面，西妥昔单抗也同样适用于一线没有暴露过该药物或 PS 评分不佳的患者[21]。阿法替尼作为抗 EGFR 的小分子药物，分别在针对西方人群的 LUX-Head & Neck 1 和针对亚裔人群的 LUX-Head & Neck 3 这两项前瞻性Ⅲ期随机研究中证实在肿瘤缓解率和无进展生存方面显著优于甲氨蝶呤，因此也可用于部分患者的挽救治疗[22, 23]。

常用复发转移性头颈部鳞癌（非鼻咽癌）的一线治疗方案

方案	剂量	用药时间	时间及周期
顺铂 +5-FU	顺铂 100mg/m²	第 1 天	21 天为 1 个周期，4~6 个周期
	5-FU 1 000mg/m²	第 1~4 天	
卡铂 +5FU	卡铂 AUC 5	第 1 天	21 天为 1 个周期，4~6 个周期
	5-FU 1 000mg/m²	第 1~4 天	
顺铂 + 紫杉醇	顺铂 75mg/m²	第 1 天	21 天为 1 个周期，4~6 个周期
	紫杉醇 175mg/m²	第 1 天	
卡铂 + 紫杉醇	卡铂 AUC 2.5	第 1，8 天	21 天为 1 个周期，4~6 个周期
	紫杉醇 100mg/m²	第 1，8 天	
顺铂 + 多西他赛	顺铂 75mg/m²	第 1 天	21 天为 1 个周期，4~6 个周期
	多西他赛 75mg/m²	第 1 天	
帕博利珠单抗	200mg	第 1 天	21 天为 1 个周期

注：1. 上述化疗方案均可联合西妥昔单抗，用法为每周 1 次，400mg/m²（第 1 周），250mg/m²（后续每周），化疗结束后给予维持治疗（250mg/m²，每周重复或 500mg/m²，每 2 周重复）直至疾病进展或毒性不可耐受；

2. 顺铂 / 卡铂 +5-FU 方案可以联合帕博利珠单抗，化疗结束后给予维持治疗直至疾病进展或毒性不可耐受；

3. 帕博利珠单抗单药治疗仅适用于 PD-L1 阳性（CPS ≥ 1）的患者。

常用复发转移性头颈部鳞癌（非鼻咽癌）的二线或挽救治疗方案

方案	剂量	用药时间	时间及周期
纳武利尤单抗	240mg	第 1 天	14 天为 1 个周期
帕博利珠单抗	200mg	第 1 天	21 天为 1 个周期
甲氨蝶呤	40mg/m^2	第 1，8，15 天	21 天为 1 个周期
多西他赛	35mg/m^2	第 1，8，15 天	28 天为 1 个周期
紫杉醇	80mg/m^2	第 1，8，15 天	28 天为 1 个周期
西妥昔单抗	400mg/m^2	第 1 周	21 天为 1 个周期
	250mg/m^2	后续每周 1 次	
阿法替尼	40mg	每天 1 次	21 天为 1 个周期

参考文献

[1] MEHANNA H, KONG A, AHMED SK. Recurrent head and neck cancer: United Kingdom National Multi-disciplinary Guidelines. J Laryngol Otol. 2016; 130 (S2): S181-S190.

[2] MCSPADDEN R, ZENDER C, ESKANDER A. AHNS series: Do you know your guidelines？ Guideline recommendations for recurrent and persistent head and neck cancer after primary treatment. Head Neck, 2019, 41 (1): 7-15.

［3］ BURTNESS B, HARRINGTON KJ, GREIL R, et al. Pembrolizumab alone or with chemotherapy versus cetuximab with chemotherapy for recurrent or metastatic squamous cell carcinoma of the head and neck (KEYNOTE-048): a randomised, open-label, phase 3 study. Lancet, 2019, 394 (10212): 1915-1928.

［4］ VERMORKEN JB, MESIA R, RIVERA F, et al. Platinum-based chemotherapy plus cetuximab in head and neck cancer. N Engl J Med, 2008, 359 (11): 1116-1127.

［5］ MESÍA R, RIVERA F, KAWECKI A, et al. Quality of life of patients receiving platinum-based chemotherapy plus cetuximab first line for recurrent and/or metastatic squamous cell carcinoma of the head and neck. Ann Oncol, 2010, 21 (10): 1967-1973.

［6］ GUO Y, LUO Y, ZHANG Q, et al. First-line platinum and 5-FU ± cetuximab in Chinese patients with recurrent and/or metastatic squamous cell carcinoma of the head and neck (R/M SCCHN): the randomized, phase Ⅲ CHANGE-2 trial. ESMO Asia 2018; abstract LBA6.

［7］ GUIGAY J, FAYETTE F, MESIA M, et al. TPExtreme randomized trial: TPEx versus Extreme regimen in 1st line recurrent/metastatic head and neck squamous cell carcinoma (R/M HNSCC). ASCO 2019; abstract 6002.

［8］ GIBSON MK, LI Y, MURPHY B, et al. Randomized phase Ⅲ evaluation of cisplatin plus fluorouracil versus cisplatin plus paclitaxel in advanced head and neck cancer (E1395): an intergroup trial of the Eastern Cooperative Oncology Group. J Clin Oncol, 2005, 23 (15): 3562-3567.

［9］ TAHARA M, KIYOTA N, YOKOTA T, et al. Phase Ⅱ trial of combination treatment with paclitaxel, carboplatin and cetuximab (PCE) as first-line treatment in patients with recurrent and/or metastatic squamous cell carcinoma of the head and neck (CSPOR-HN02). Ann Oncol, 2018, 29 (4): 1004-1009.

[10] FORASTIERE AA, METCH B, SCHULLER DE, et al. Randomized comparison of cisplatin plus fluorouracil and carboplatin plus fluorouracil versus methotrexate in advanced squamous-cell carcinoma of the head and neck: a Southwest Oncology Group study. J Clin Oncol, 1992, 10 (8): 1245-1251.

[11] BURTNESS B, GOLDWASSER MA, FLOOD W, et al. Phase III randomized trial of cisplatin plus placebo compared with cisplatin plus cetuximab in metastatic/recurrent head and neck cancer: an Eastern Cooperative Oncology Group study. J Clin Oncol, 2005, 23 (34): 8646-8654.

[12] BOSSI P, MICELI R, LOCATI LD, et al. A randomized, phase 2 study of cetuximab plus cisplatin with or without paclitaxel for the first-line treatment of patients with recurrent and/or metastatic squamous cell carcinoma of the head and neck. Ann Oncol, 2017, 28 (11): 2820-2826.

[13] HITT R, IRIGOYEN A, CORTES-FUNES H, et al. Phase II study of the combination of cetuximab and weekly paclitaxel in the first-line treatment of patients with recurrent and/or metastatic squamous cell carcinoma of head and neck. Ann Oncol, 2012, 23 (4): 1016-1022.

[14] FERRIS RL, BLUMENSCHEIN G Jr, FAYETTE J, et al. Nivolumab for Recurrent Squamous-Cell Carcinoma of the Head and Neck. N Engl J Med, 2016, 375 (19): 1856-1867.

[15] HARRINGTON KJ, FERRIS RL, BLUMENSCHEIN G Jr, et al. Nivolumab versus standard, single-agent therapy of investigator's choice in recurrent or metastatic squamous cell carcinoma of the head and neck (CheckMate 141): health-related quality-of-life results from a randomised, phase 3 trial.

Lancet Oncol, 2017, 18 (8): 1104-1115.

[16] FERRIS RL, BLUMENSCHEIN G Jr, FAYETTE J, et al. Nivolumab vs investigator's choice in recurrent or metastatic squamous cell carcinoma of the head and neck: 2-year long-term survival update of CheckMate 141 with analyses by tumor PD-L1 expression. Oral Oncol, 2018, 81: 45-51.

[17] COHEN EEW, SOULIÈRES D, LE TOURNEAU C, et al. Pembrolizumab versus methotrexate, docetaxel, or cetuximab for recurrent or metastatic head-and-neck squamous cell carcinoma (KEY-NOTE-040): a randomised, open-label, phase 3 study. Lancet, 2019, 393 (10167): 156-167.

[18] STEWART JS, COHEN EE, LICITRA L, et al. Phase III study of gefitinib compared with intravenous methotrexate for recurrent squamous cell carcinoma of the head and neck [corrected]. J Clin Oncol, 2009, 27 (11): 1864-1871.

[19] ARGIRIS A, GHEBREMICHAEL M, GILBERT J, et al. Phase III randomized, placebo-controlled trial of docetaxel with or without gefitinib in recurrent or metastatic head and neck cancer: an eastern cooperative oncology group trial. J Clin Oncol, 2013, 31 (11): 1405-1414.

[20] SOULIÈRES D, FAIVRE S, MESÍA R, et al. Buparlisib and paclitaxel in patients with platinum-pretreated recurrent or metastatic squamous cell carcinoma of the head and neck (BERIL-1): a randomised, double-blind, placebo-controlled phase 2 trial. Lancet Oncol, 2017, 18 (3): 323-335.

[21] VERMORKEN JB, TRIGO J, HITT R, et al. Open-label, uncontrolled, multicenter phase II study to evaluate the efficacy and toxicity of cetuximab as a single agent in patients with recurrent and/or

复发／转移性头颈部鳞癌的治疗

metastatic squamous cell carcinoma of the head and neck who failed to respond to platinum-based therapy. J Clin Oncol, 2007, 25 (16): 2171-2177.

[22] MACHIELS JP, HADDAD RI, FAYETTE J, et al. Afatinib versus methotrexate as second-line treatment in patients with recurrent or metastatic squamous-cell carcinoma of the head and neck progressing on or after platinum-based therapy (LUX-Head & Neck 1): an open-label, randomised phase 3 trial. Lancet Oncol, 2015, 16 (5): 583-594.

[23] GUO Y, AHN MJ, CHAN A, et al. Afatinib versus methotrexate as second-line treatment in Asian patients with recurrent or metastatic squamous cell carcinoma of the head and neck progressing on or after platinum-based therapy (LUX-Head & Neck 3): an open-label, randomised phase III trial. Ann Oncol, 2019, 30 (11): 1831-1839.

[24] COHEN E, BELL RB, BIFULCO CB, et al. The Society for Immunotherapy of Cancer consensus statement on immunotherapy for the treatment of squamous cell carcinoma of the head and neck (HNSCC). J Immunother Cancer, 2019, 7 (1): 184.

[25] MACHIELS JP, RENÉ LEEMANS C, GOLUSINSKI W, et al. Squamous cell carcinoma of the oral cavity, larynx, oropharynx and hypopharynx: EHNS-ESMO-ESTRO Clinical Practice Guidelines for diagnosis, treatment and follow-up. Ann Oncol, 2020, 31 (11): 1462-1475.

[26] National Comprehensive Cancer Network. NCCN clinical practice guidelines: head and neck cancers, version 1, 2021. Ft. Washington: NCCN, 2021.

5.2 复发 / 转移性鼻咽癌的治疗

分期	分层 1	分层 2	I 级推荐	II 级推荐	III 级推荐
局部或颈部复发	适宜手术患者	局部复发	手术（2A 类）[1] 再程放疗（2A 类）[2, 3]	参照远处转移	
		颈部复发	手术（2A 类）[2, 3]		
	不适宜手术患者		再程放疗（2A 类）[2, 3]	参照远处转移	
远处转移		一线治疗	顺铂 + 吉西他滨[4]（1A 类） 顺铂 + 多西他赛[5, 6]（2A 类） 卡铂 + 紫杉醇[7]（2A 类）	顺铂 / 卡铂 +5-FU[8, 9]（2A 类） 顺铂 + 卡培他滨[10, 11]（2A 类）	卡瑞利珠单抗 + 顺铂 + 吉西他滨[12]（2B 类）
		二线或挽救治疗		吉西他滨[13]（2A 类） 多西他赛[14]（2A 类） 卡培他滨[15]（2A 类） 特瑞普利单抗[16]（2A 类）	卡瑞利珠单抗[12]（2B 类） 帕博利珠单抗[17]（2B 类） 纳武利尤单抗[18]（2B 类）

注：不适宜手术定义：患者身体条件不允许、由于各种原因拒绝手术或肿瘤负荷太大无法切除

【注释】

对于颈部复发的鼻咽癌患者，包括放疗后（3个月或以上）颈部淋巴结有残留的患者，颈部淋巴结清扫术是重要的根治性治疗手段，部分患者可以采用选择性颈部淋巴结清扫的手术方式[19]。对于鼻咽原发灶复发的患者，再程放疗是有效的挽救性治疗手段，特别是对于复发间隔超过1年的患者，但远期并发症是影响预后的重要因素[20-22]。对于适合挽救性手术的患者，内镜手术较开放性手术具有更佳的疗效和安全性[23]。近期，一项在国内有限中心开展的前瞻性随机对照研究证实对于T1-3的鼻咽复发患者，内镜手术在总生存、局控率和毒性方面均优于IMRT[1]。对于不适合挽救性手术的患者，在再程放疗的基础上联合系统性治疗特别是诱导化疗较为普遍，但其获益与否有待于进一步研究[3]。对于无法再次接受局部根治性治疗的患者，需要和转移性患者一样需要接受姑息性系统治疗或最佳支持治疗[2,3]。

对于不适合局部挽救治疗的复发转移性鼻咽癌，GP方案（顺铂联合吉西他滨）在一项前瞻性随机对照研究中较传统的铂类联合5-FU（PF方案）显著改善了肿瘤缓解率和生存率，目前已经成为一线化疗的金标准[4]。铂类联合紫杉类也是一线化疗的合理选择，对于无法耐受5-FU的患者，可以考虑使用卡培他滨予以替代[5-11]。对于既往接受过诱导化疗的患者，推荐根据诱导化疗的疗效和毒性选择一线挽救化疗方案。近年来，免疫检查点抑制剂如抗PD-1单抗在挽救治疗领域进行了广泛的研究。在一项小样本的I期临床研究中，卡瑞利珠单抗联合GP方案显示出很高的肿瘤缓解率，但能否成为一线的标准方案还有待于III期随机对照研究结果的验证[12]。

复发/转移性头颈部鳞癌的治疗

对于一线含铂类方案治疗失败的患者，目前缺乏标准的挽救治疗方案，通常选择一线未使用的药物进行单药治疗包括吉西他滨、多西他赛或卡培他滨[13-15]。除了挽救化疗以外，多种免疫检查点抑制剂同样显示出一定的抗肿瘤活性[12, 16-18]。在一项名为 POLARIS-02 的 II 期前瞻性单臂临床研究中，特瑞普利单抗在二线和三线领域均显示出一定的挽救治疗能力，并且在总生存方面并不差于挽救化疗，因此于 2021 年 2 月在国内获批并成为全球首个治疗鼻咽癌的抗 PD-1 单抗[16]。考虑到免疫治疗相对较低的毒性，特瑞普利单抗无疑是挽救治疗的合理选择，但其与挽救化疗的对照研究仍然值得期待。其他在挽救治疗领域开展临床研究的抗 PD-1 单抗还包括卡瑞利珠单抗、纳武利尤单抗和帕博利珠单抗，但相关试验存在样本量小或缺乏总生存数据的缺点[12, 16-18]。

常用复发转移性鼻咽癌的一线治疗方案

方案	剂量	用药时间	时间及周期
顺铂 + 吉西他滨	顺铂 80mg/m²	第 1 天	21 天为 1 个周期，4~6 个周期
	吉西他滨 1 000mg/m²	第 1，8 天	
顺铂 + 多西他赛	顺铂 75mg/m²	第 1 天	21 天为 1 个周期，4~6 个周期
	多西他赛 75mg/m²	第 1 天	
顺铂 + 多西他赛	顺铂 70mg/m²	第 1 天	21 天为 1 个周期，4~6 个周期
	多西他赛 35mg/m²	第 1，8 天	
卡铂 + 紫杉醇	卡铂 AUC 5	第 1 天	21 天为 1 个周期，4~6 个周期
	紫杉醇 175mg/m²	第 1 天	
顺铂 +5-FU	顺铂 100mg/m²	第 1 天	21 天为 1 个周期，4~6 个周期
	5-FU 1 000mg/m²	第 1~4 天	
卡铂 +5FU	卡铂 AUC 5	第 1 天	21 天为 1 个周期，4~6 个周期
	5-FU 1 000mg/m²	第 1~4 天	
顺铂 + 卡培他滨	顺铂 80~100mg/m²	第 1 天	21 天为 1 个周期，4~6 个周期
	卡培他滨 1 000mg/m²	每天 2 次 第 1~14 天	

注：顺铂 + 吉西他滨方案可联合卡瑞利珠单抗，用法为每 3 周 1 次，每次 200mg，化疗结束后给予卡瑞利珠单抗的维持治疗直至疾病进展或毒性不可耐受。

常用复发转移性鼻咽癌的二线或挽救治疗方案

方案	剂量	用药时间	时间及周期
吉西他滨	1 000mg/m^2	第 1，8，15 天	28 天为 1 个周期
多西他赛	30mg/m^2	第 1，8，15 天	28 天为 1 个周期
卡培他滨	1 000~1 250mg/m^2	每天 2 次 第 1~14 天	21 天为 1 个周期
特瑞普利单抗	240mg	第 1 天	14 天为 1 个周期
卡瑞利珠单抗	200mg	第 1 天	14 天为 1 个周期
帕博利珠单抗	200mg	第 1 天	21 天为 1 个周期
纳武利尤单抗	240mg	第 1 天	14 天为 1 个周期

参考文献

[1] LIU YP, WEN YH, TANG J, et al. Endoscopic surgery compared with intensity-modulated radiother-apy in resectable locally recurrent nasopharyngeal carcinoma: a multicentre, open-label, randomised,

controlled, phase 3 trial. Lancet Oncol, 2021, 22 (3): 381-390.

[2] LANG J, HU C, LU T, et al. Chinese expert consensus on diagnosis and treatment of nasopharyngeal carcinoma: evidence from current practice and future perspectives. Cancer Manag Res, 2019, 11: 6365-6376.

[3] LEE A, NG WT, CHAN J, et al. Management of locally recurrent nasopharyngeal carcinoma. Cancer Treat Rev, 2019, 79: 101890.

[4] ZHANG L, HUANG Y, HONG S, et al. Gemcitabine plus cisplatin versus fluorouracil plus cisplatin in recurrent or metastatic nasopharyngeal carcinoma: a multicentre, randomised, open-label, phase 3 trial. Lancet, 2016, 388 (10054): 1883-1892.

[5] CHUA DT, SHAM JS, AU GK. A phase II study of docetaxel and cisplatin as first-line chemotherapy in patients with metastatic nasopharyngeal carcinoma. Oral Oncol, 2005, 41 (6): 589-595.

[6] JI JH, Korean Cancer Study Group (KCSG), YUN T, et al. A prospective multicentre phase II study of cisplatin and weekly docetaxel as first-line treatment for recurrent or metastatic nasopharyngeal cancer (KCSG HN07-01). Eur J Cancer, 2012, 48 (17): 3198-3204.

[7] TAN EH, KHOO KS, WEE J, et al. Phase II trial of a paclitaxel and carboplatin combination in Asian patients with metastatic nasopharyngeal carcinoma. Ann Oncol, 1999, 10 (2): 235-237.

[8] AU E, ANG PT. A phase II trial of 5-fluorouracil and cisplatinum in recurrent or metastatic nasopharyngeal carcinoma. Ann Oncol, 1994, 5 (1): 87-89.

[9] YEO W, LEUNG TW, LEUNG SF, et al. Phase II study of the combination of carboplatin and 5-fluo-

rouracil in metastatic nasopharyngeal carcinoma. Cancer Chemother Pharmacol, 1996, 38 (5): 466-470.

［10］ LI YH, WANG FH, JIANG WQ, et al. Phase Ⅱ study of capecitabine and cisplatin combination as first-line chemotherapy in Chinese patients with metastatic nasopharyngeal carcinoma. Cancer Chemother Pharmacol, 2008, 62 (3): 539-544.

［11］ CHUA DT, YIU HH, SEETALAROM K, et al. Phase Ⅱ trial of capecitabine plus cisplatin as first-line therapy in patients with metastatic nasopharyngeal cancer. Head Neck, 2012, 34 (9): 1225-1230.

［12］ FANG W, YANG Y, MA Y, et al. Camrelizumab (SHR-1210) alone or in combination with gemcitabine plus cisplatin for nasopharyngeal carcinoma: results from two single-arm, phase 1 trials. Lancet Oncol, 2018, 19 (10): 1338-1350.

［13］ ZHANG L, ZHANG Y, HUANG PY, et al. Phase Ⅱ clinical study of gemcitabine in the treatment of patients with advanced nasopharyngeal carcinoma after the failure of platinum-based chemotherapy. Cancer Chemother Pharmacol, 2008, 61 (1): 33-38.

［14］ NGEOW J, LIM WT, LEONG SS, et al. Docetaxel is effective in heavily pretreated patients with disseminated nasopharyngeal carcinoma. Ann Oncol, 2011, 22 (3): 718-722.

［15］ CHUA D, WEI WI, SHAM JS, et al. Capecitabine monotherapy for recurrent and metastatic nasopharyngeal cancer. Jpn J Clin Oncol, 2008, 38 (4): 244-249.

［16］ WANG FH, WEI XL, FENG J, et al. Efficacy, safety, and correlative biomarkers of toripalimab in previously treated recurrent or metastatic nasopharyngeal carcinoma: a phase Ⅱ clinical trial

复发／转移性头颈部鳞癌的治疗

(POLARIS-02). J Clin Oncol, 2021, 39 (7): 704-712.

[17] HSU C, LEE SH, EJADI S, et al. Safety and antitumor activity of pembrolizumab in patients with programmed death-ligand 1-positive nasopharyngeal carcinoma: results of the KEYNOTE-028 study. J Clin Oncol, 2017, 35 (36): 4050-4056.

[18] MA B, LIM WT, GOH BC, et al. Antitumor activity of nivolumab in recurrent and metastatic naso-pharyngeal carcinoma: an international, multicenter study of the Mayo Clinic phase 2 consortium (NCI-9742). J Clin Oncol, 2018, 36 (14): 1412-1418.

[19] LIU YP, LI H, YOU R, et al. Surgery for isolated regional failure in nasopharyngeal carcinoma after radiation: Selective or comprehensive neck dissection. Laryngoscope, 2019, 129 (2): 387-395.

[20] QIU S, LIN S, THAM IW, et al. Intensity-modulated radiation therapy in the salvage of locally recur-rent nasopharyngeal carcinoma. Int J Radiat Oncol Biol Phys, 2012, 83 (2): 676-683.

[21] KONG F, ZHOU J, DU C, et al. Long-term survival and late complications of intensity-modulated radiotherapy for recurrent nasopharyngeal carcinoma. BMC Cancer, 2018, 18 (1): 1139.

[22] LEONG YH, SOON YY, LEE KM, et al. Long-term outcomes after reirradiation in nasopharyngeal carcinoma with intensity-modulated radiotherapy: A meta-analysis. Head Neck, 2018, 40 (3): 622-631.

[23] LI G, WANG J, TANG H, et al. Comparing endoscopic surgeries with open surgeries in terms of effectiveness and safety in salvaging residual or recurrent nasopharyngeal cancer: Systematic review and meta-analysis. Head Neck, 2020, 42 (11): 3415-3426.

复发／转移性头颈部鳞癌的治疗

6 随访

时间	I 级推荐	II 级推荐	III 级推荐
第 1~2 年（每 2~4 个月）	体格检查 直接或间接内镜检查 原发灶或颈部影像学检查（特别是针对无法通过直视检查病灶部位的患者） 甲状腺功能检查（每 6~12 个月，针对颈部接受放疗患者）	PET/CT（针对临床怀疑肿瘤复发的患者）外周血 EBV DNA 拷贝数检测（每 3~6 个月，针对鼻咽癌患者） 口腔科检查（针对口腔接受放疗的患者）疼痛、语言、听力、吞咽、营养和功能康复评估	胸部 CT（每年 1 次，针对吸烟患者） 食管胃十二指肠镜（EGD）（每年一次，针对下咽癌患者）
第 3~5 年（每 3~6 个月）	体格检查 直接或间接内镜检查 原发灶或颈部影像学检查（特别是针对无法通过直视检查病灶部位的患者） 甲状腺功能检查（每 6~12 个月，针对颈部接受放疗患者）	PET/CT（针对临床怀疑肿瘤复发的患者）外周血 EBV DNA 拷贝数检测（每 3~6 个月，针对鼻咽癌患者） 口腔科检查（针对口腔接受放疗的患者）疼痛、语言、听力、吞咽、营养和功能康复评估	胸部 CT（每年一次，针对吸烟患者） 食管胃十二指肠镜（EGD）（每年一次，针对下咽癌患者）

随访

随访（续表）

时间	Ⅰ级推荐	Ⅱ级推荐	Ⅲ级推荐
5年以上（每12个月）	体格检查 直接或间接内镜检查 原发灶或颈部影像学检查（特别是针对无法通过直视检查病灶部位的患者） 甲状腺功能检查（每6~12个月，针对颈部接受放疗患者）	PET/CT（针对临床怀疑肿瘤复发的患者）外周血 EBV DNA 拷贝数检测（每3~6个月，针对鼻咽癌患者） 口腔科检查（针对口腔接受放疗的患者）疼痛、语言、听力、吞咽、营养和功能康复评估	胸部 CT（每年一次，针对吸烟患者） 食管胃十二指肠镜（EGD）（每年一次，针对下咽癌患者）

【注释】

头颈部肿瘤的治疗后随访非常重要，其目的在于评估治疗效果、早期发现复发病灶、早期发现第二原发肿瘤、监测和处理治疗相关并发症、促进功能康复等[1]。对于头颈部鳞癌，患者每次随访需要进行体格检查和既往病灶部位的直接或间接内镜检查。对于无法直视检查的部位，建议行相应的影像学检查。如果临床怀疑肿瘤复发，可以考虑行 PET 检查[2]。对于接受根治性治疗的头颈部鳞癌患者，特别是接受放疗的患者，建议治疗后 3 个月进行肿瘤评估。对于其中的 N2-3 患者，建议 3个月后进行 PET/CT 检查以决定是否需要接受颈部淋巴结清扫[3]。对于鼻咽癌患者，推荐每 6 个月进行外周血 EBV DNA 的拷贝数检测，研究表明持续升高与肿瘤复发，以及不良预后具有明显的相关性[4, 5]。对于 HPV 相关的口咽癌，近期有研究显示治疗后定期进行外周 HPV DNA 的拷贝数有助于早期发现肿瘤复发[6]。由于头颈部鳞癌患者大多有吸烟和酗酒的习惯，每年有 3%~5% 的概率发生第二原发肿瘤，因此治疗后随访需要检查整个上消化道，特别是针对下咽癌患者[7]。对于既往有吸烟习惯的患者，推荐每年行胸部 CT 检查筛选早期肺癌[8]。对于接受颈部放疗的患者，推荐定期检查甲状腺功能以防止甲状腺功能减退，同时定期进行牙齿功能的检查。对于头颈部肿瘤，无论是手术或放疗均有可能损害头颈部器官的重要生理功能，推荐有条件的患者定期接受疼痛、语言、听力、吞咽、营养等功能评估，并积极接受康复治疗[9-11]。

参考文献

［1］ SIMO R, HOMER J, CLARKE P, et al. Follow-up after treatment for head and neck cancer: United Kingdom National Multidisciplinary Guidelines. J Laryngol Otol, 2016, 130 (S2): S208-S211.

［2］ SHEIKHBAHAEI S, TAGHIPOUR M, AHMAD R, et al. Diagnostic Accuracy of Follow-Up FDG PET or PET/CT in Patients with Head and Neck Cancer After Definitive Treatment: A Systematic Review and Meta-Analysis. AJR Am J Roentgenol, 2015, 205 (3): 629-639.

［3］ MEHANNA H, WONG WL, MCCONKEY CC, et al. PET/CT Surveillance versus neck dissection inadvanced head and neck cancer. N Engl J Med, 2016, 374 (15): 1444-1454.

[4] CHAN AT, LO YM, ZEE B, et al. Plasma Epstein-Barr virus DNA and residual disease after radiotherapy for undifferentiated nasopharyngeal carcinoma. J Natl Cancer Inst, 2002, 94 (21): 1614-1619.

[5] LIN JC, WANG WY, CHEN KY, et al. Quantification of plasma Epstein-Barr virus DNA in patients with advanced nasopharyngeal carcinoma. N Engl J Med, 2004, 350 (24): 2461-2470.

[6] CHERA BS, KUMAR S, SHEN C, et al. Plasma circulating tumor HPV DNA for the surveillance of cancer recurrence in HPV-associated oropharyngeal Cancer. J Clin Oncol, 2020, 38 (10): 1050-1058.

[7] COCA-PELAZ A, RODRIGO JP, SUÁREZ C, et al. The risk of second primary tumors in head and neck cancer: A systematic review. Head Neck, 2020, 42 (3): 456-466.

[8] NATIONAL LUNG SCREENING TRIAL RESEARCH TEAM, ABERLE DR, ADAMS AM, et al. Reduced lung-cancer mortality with low-dose computed tomographic screening. N Engl J Med, 2011, 365 (5): 395-409.

[9] BUTTERWORTH C, MCCAUL L, BARCLAY C. Restorative dentistry and oral rehabilitation: United Kingdom National Multidisciplinary Guidelines. J Laryngol Otol, 2016, 130 (S2): S41-S44.

[10] CLARKE P, RADFORD K, COFFEY M, et al. Speech and swallow rehabilitation in head and neck cancer: United Kingdom National Multidisciplinary Guidelines. J Laryngol Otol, 2016, 130 (S2): S176-S180.

[11] TALWAR B, DONNELLY R, SKELLY R, et al. Nutritional management in head and neck cancer: United Kingdom National Multidisciplinary Guidelines. J Laryngol Otol, 2016, 130 (S2): S32-S40.

52检